하루 **3**분 기적의 지압 마사지

하루 **3**분

기적의
지압 마사지

다케노우치 미쓰시 지음 | 신재용 감수 | 김하경 옮김

내 몸을 스스로 치유하는
지압 마사지의 놀라운 비밀!

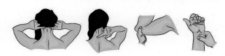

ᒐ 중앙생활사

머리말

이 책을 써 달라는 의뢰를 받고 원고를 쓸 때마다 나는 경혈요법의 깊이와 뛰어난 효과에 새삼스럽게 감탄했다. 그리고 경혈에 관해 새로운 사실을 발견할 때마다 경혈의 신기한 효과에 놀라워했다.

그동안 경혈 연구 과정에서 얻은 여러 자료와 기존의 사례들을 정리하여 이 책을 구성했다. 독자들이 실제 생활에서 적용할 수 있게 경혈 부위를 자세히 보여 주고, 경혈을 지압하거나 마사지하는 방법을 친절하게 설명했다.

흔히 '4,000년의 중국 역사'라는 말을 많이 한다. 이 긴 시간을 거치면서 차곡차곡 쌓여온 경혈요법은 자신의 삶을 되돌아보거나 건강을 돌볼 겨를도 없이 바쁘게 사는 현대인의 건강 관리에 많은 도움을 주고 있다.

몸의 자연치유력을 믿는 이들이 있는 한 경혈요법은 앞으로도 일상생활에서 더 많은 사람들에게 큰 도움이 될 것이다. 누구나 할 수 있고, 혼자서도 할 수 있는 이 책의 경혈요법은 부작용이 없는 이상적인 치료법이라고 확신한다.

자료 수집과 정리를 도와준 도키타 시케오(時田茂生)에게 진심으로 감사의 인사를 전한다.

다케노우치 미쓰시(竹之内三志)

차 례

1장

지압 마사지
기초상식

2장

질병·증상별
지압 마사지

3장
여성, 남성, 어린아이를 위한 지압 마사지

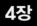

4장

과학적으로 증명된
지압 마사지 효과

우리가 꼭 알아야 할 10개의 명혈

응용범위가 넓어 위급한 순간에 요긴하게 사용할 수 있는 특효 경혈이다.
먼저 이 경혈의 위치와 활용방법을 익혀보자.

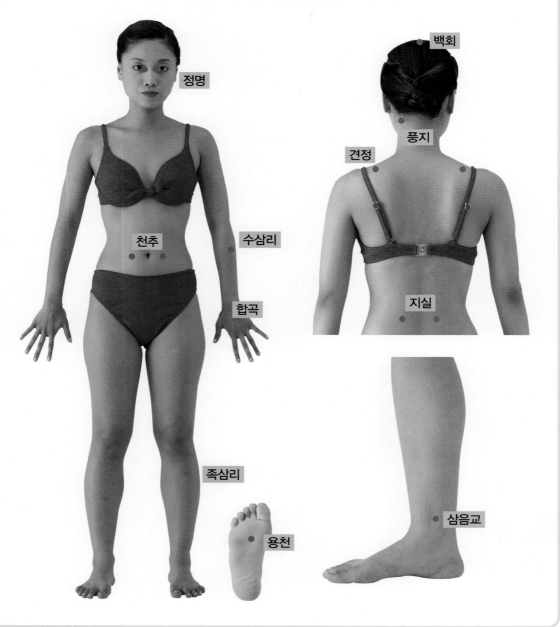

백회

'백(百)'은 백 가지를 가리키고, '회(會)'는 만난다는 의미다. 즉 온몸을 흐르는 많은 기(에너지)가 여기에서 만나고 교차한다. 신체에 이상이 생기면 그 증상이 이 경혈에서 나타나는데, 경혈 주변이 붓거나 열이 나면 어딘가 기의 흐름이 막혔다는 신호다.

'정문일침(頂門一鍼)'이라는 말이 있다. 남의 잘못을 따끔하게 비판하거나 충고한다는 뜻의 고사성어지만, 원래는 이 경혈을 치료하지 않으면 다른 치료의 효과가 반감되므로 이곳에 반드시 침을 놓으라는 뜻으로 사용하던 말이다. 이것은 머리 꼭대기에 있기 때문에 하늘의 기운을 받아들이는 경혈이기도 하다.

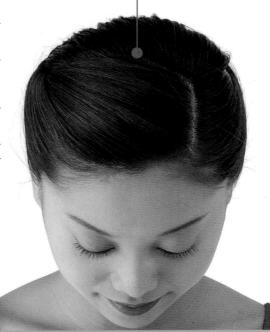

백회(百會)

정수리 부분. 양 귀의 윗부분 끝에서부터 위로 이은 선과 미간에서 똑바로 올라간 정중앙을 가르는 선이 교차하는 지점.

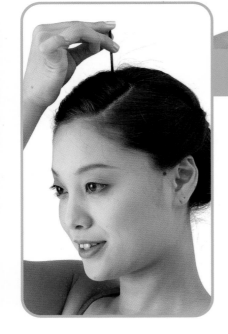

백회의 이상은 몸의 이상을 의미한다

두통, 어지러움 등 머리나 얼굴의 증상을 비롯하여 치질을 치료하는 데도 사용하는 경혈이다.

● 강한 자극이 효과적이다

머리는 두개골로 싸여 있어 자극이 잘 전달되지 않기 때문에 강한 자극을 주어야 한다. 머리핀의 둥근 쪽이나 이쑤시개를 5~10개 정도 묶어서 그 끝으로 이 부분을 세게 누른다. 지압할 때는 중지 끝으로 이곳을 자극한다.

정명

우리는 눈이 피로하면 코를 잡고 좌우의 눈머리 부위를 누른다. 여기에 있는 경혈이 정명이다.

'정(晴)'은 원래 눈을 가리키지만 여기에서는 갠다, 흐린 것이 걷힘을 의미하며, '명(明)'은 밝다는 뜻이다. 따라서 이 경혈을 자극하면 눈이 침침한 증상이 없어져 밝고 맑은 시야를 되찾을 수 있다.

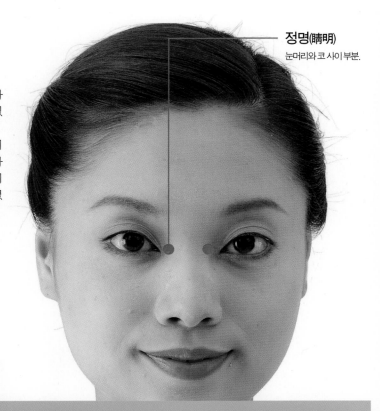

정명(晴明)
눈머리와 코 사이 부분.

정명을 자극하면 눈의 기능이 좋아진다

눈의 피로, 노안, 근시, 원시 등 눈의 여러 증상에 효과가 있는 경혈이다.

● 좌우의 경혈을 동시에 누른다

엄지와 검지 안쪽 부분을 좌우 경혈에 대고 코를 잡고 누른다. 눈 주위는 자극에 민감한 부분이므로 너무 세게 눌러서는 안 된다. 특히 안구를 자극하면 매우 위험하다. 코 쪽으로 눌러야 한다.

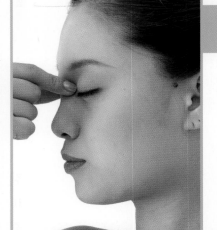

13

풍지

'풍(風)'은 풍기, '지(池)'는 움푹 파여 있어 물 등이 고이는 곳을 말한다. 풍지는 풍기(몸에 풍증·감기 등 이상을 일으키는 기운)가 모이는 곳이다. 목 부분에서 시작되어 어깨까지 이어지는 큰 근육(승모근)은 머리를 지탱한다. 옛날 중국인들은 이 바깥쪽에 있는 오목한 곳이 나쁜 기운이 모이는 지점이라고 생각했다.

목은 머리와 몸을 잇는 혈관, 림프관, 신경이 지나는 중요한 부분이므로 건강을 유지하려면 목에 있는 풍지의 경혈을 자극하여 나쁜 기운이 모이는 것을 방지해야 한다.

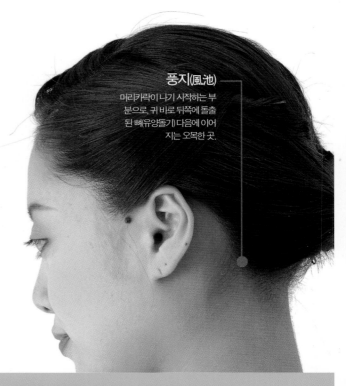

풍지(風池)
머리카락이 나기 시작하는 부분으로, 귀 바로 뒤쪽에 돌출된 뼈(유양돌기) 다음에 이어지는 오목한 곳.

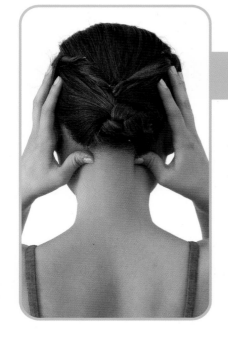

경혈을 자극하면 기분이 좋아진다

감기에 걸려 열이 날 때 외에도 머리와 눈의 혈액순환을 좋게 하므로 두통, 눈의 피로, 어깨 결림 등에 효과가 있다. 이 경혈을 자극하면 기분이 좋아진다.

● 네 손가락으로 머리를 감싸고 엄지로 누른다
좌우의 엄지 안쪽을 양쪽 경혈에 대고, 나머지 네 손가락으로 머리를 감싸듯 지탱하면서 좌우를 동시에 누른다.

견정

'견(肩)'은 우물에서 물이 솟아나오는 부분을 말한다. 즉 견정은 어깨의 상태를 좋아지게 하는 기운이 솟는 지점이다. '기(氣)'란 동양의학에서 말하는 일종의 에너지로, 이것이 막히지 않고 잘 흐르면 우리 몸에는 아무 이상도 생기지 않는다.

견정은 승모근의 가장자리에 있기 때문에 견정을 자극하면 목과 뇌로 흐르는 혈액순환을 좋게 하는 효과도 있다.

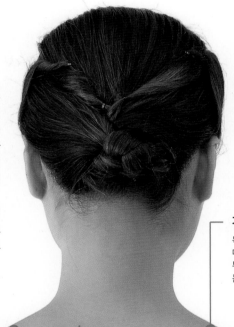

견정(肩井)
목이 시작되는 부분과 어깨 끝의 한가운데. 반대편 손을 어깨에 대고 중지로 이 부근을 눌렀을 때 가장 기분 좋게 느껴지는 지점.

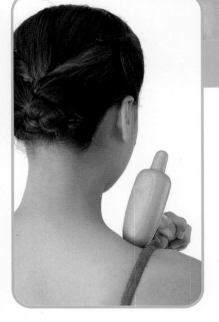

어깨 결림을 풀어주는 대표적인 경혈이다

어깨가 결릴 때, 이 경혈을 만져보면 딱딱하게 뭉쳐 있는데, 이곳을 눌러주면 기분 좋은 통증이 느껴진다. 이 경혈은 어깨 결림을 치료하는 대표적인 경혈로 알려져 있지만 두통, 눈의 피로, 전신의 피로를 푸는 데도 효과가 있다.

● 나무방망이로 두드려도 효과적이다

어깨가 결릴 때에는 어깨를 두드리면 기분이 한결 좋아진다. 자신이 직접 안마하기는 힘듦으로 나무방망이를 사용하면 효과적으로 자극을 줄 수 있다. 샤워기나 헤어드라이어로 이 부위를 따뜻하게 해주는 것도 좋다.

15

지실

'뜻을 세운다' 라는 말도 있듯이 '지(志)'는 소망, 의욕, 건강한 생명력을 나타내며, '실(室)'은 내장의 움직임을 관할한다는 의미다.

옛날 중국인은 지에는 신장이 관여한다고 생각했는지, 나이가 들어 정력이 쇠하여 기운이 없어진 상태를 '신허(腎虛)'라고 했다. 지실 안쪽에는 바로 이 신장이 위치하기 때문에 이 경혈을 자극하면 신허를 개선할 수 있다.

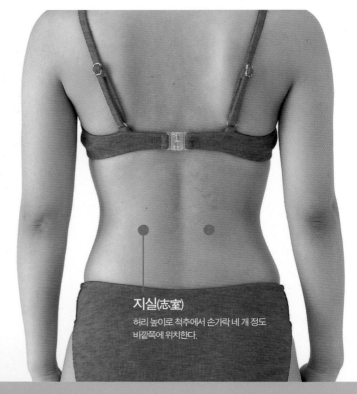

지실(志室)
허리 높이로 척추에서 손가락 네 개 정도 바깥쪽에 위치한다.

결림과 묵직함을 동반하는 요통에 특히 효과적이다

요통에 특효 경혈로 알려져 있지만, 피로를 푸는 데도 효과가 있다. 특히 피로해서 허리가 묵직하다고 느껴질 때나 등에서 허리에 걸쳐 욱신욱신하고 결리는 증상에도 효과가 있다.

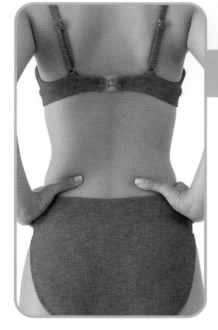

● 엄지 지문부분으로 누른다

좌우의 엄지 지문부분을 양쪽 경혈에 갖다대고 동시에 누른다. 허리를 삐끗하는 등의 갑작스러운 증상에는 찬물에 적신 수건 등으로 식혀주고, 만성 요통에는 헤어드라이어나 손난로 등을 이용해 따뜻하게 데워주면 효과적이다.

천추

옛날 중국인은 배꼽을 경계선으로 하여 인체를 하늘과 땅으로 나누었다. 배꼽 높이에 있는 천추는 하늘의 중심축이라는 의미로 배꼽보다 위쪽의 움직임을 조절하는 중요한 곳이다. 동시에 배꼽 아래쪽에도 영향을 주는 지점이기도 하다.

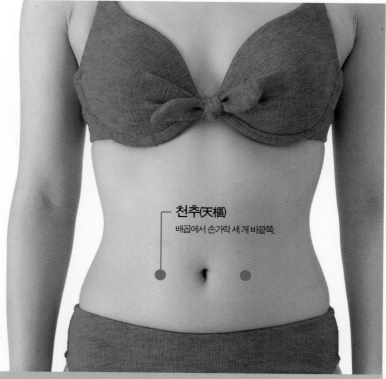

천추(天樞)
배꼽에서 손가락 세 개 바깥쪽.

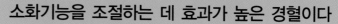

소화기능을 조절하는 데 효과가 높은 경혈이다

소화기와 관계가 깊은 경혈로 이곳을 자극하면 소화기능이 좋아진다. 소화기능이 좋아지면 영양소의 흡수도 좋아지므로 전신의 건강을 향상시키는 데도 효과가 있는 경혈이다.

● 따뜻하게 해주면 효과적이다

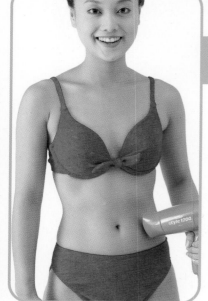

헤어드라이어의 온풍으로 뱃속이 뜨끈뜨끈해질 때까지 데워주거나 손난로를 속옷 위에 붙인다. 이때 화상을 입을 위험이 있으므로 헤어드라이어를 너무 가까이 대거나 손난로를 너무 오래 붙여두지 않도록 주의한다.

17

수삼리 · 족삼리

수삼리

'삼(三)'은 세 번째, '리(里)'는 길이라는 의미지만 사람이 모인다는 뜻도 있으므로, 여기에서는 기의 흐름이 모이는 부분을 가리킨다. 즉 기가 모이는 중요한 경혈이다.

족삼리

'오쿠노 호소미치'(1689년 3월 27일 에도(도쿄)를 떠나 그해 9월 6일 오가키에서 이세(일본 본토의 동부에 있는 도시)를 향해 출발할 때까지 약 150일 동안 2,400km에 이르는 여행 기록이다-역주)를 쓴 마쓰오 바쇼(松尾芭蕉)도 여행할 때 이 경혈에 뜸을 놓았다는 기록에서도 알 수 있듯이, 일본에서는 꽤 오래전부터 정착된 건강 경혈이다.

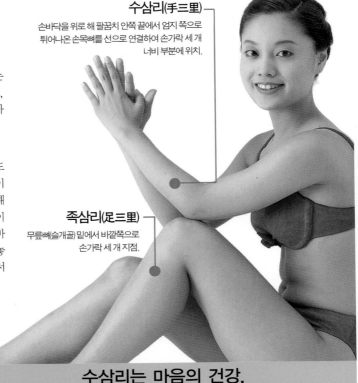

수삼리(手三里)
손바닥을 위로 해 팔꿈치 안쪽 끝에서 엄지 쪽으로 튀어나온 손목뼈를 선으로 연결하여 손가락 세 개 너비 부분에 위치.

족삼리(足三里)
무릎뼈(슬개골) 밑에서 바깥쪽으로 손가락 세 개 지점.

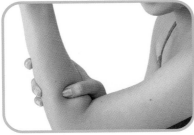

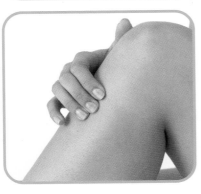

수삼리는 마음의 건강, 족삼리는 다리의 건강을 위한 경혈이다

손에는 마음을 다스리는 것과 관련된 경혈이 많은데, 수삼리 또한 마음을 건강하게 하고 위장의 움직임도 좋게 하는 경혈이다.

족삼리는 건강한 다리를 위한 경혈로, 다리의 피로를 풀어주는 것 외에도 위의 움직임을 좋게 하는 효과가 있다.

● 강한 지압과 온열자극을 한다

족삼리는 뜸을 뜨는 방법이 가장 효과적이지만, 향으로 온열자극을 하거나 검지, 중지, 약지의 지문부분이나 엄지 지문부분으로 주물러도 효과가 있다. 수삼리는 엄지 끝으로 지압한다.

합곡

'합(合)' 은 만나다, '곡(谷)' 은 산과 산 사이를 뜻하므로, 산과 산이 만나는 지점을 말한다. 손등의 엄지와 검지가 갈라지는 뼈 사이에 있는데, 그 모양이 마치 계곡이 서로 합해진 것과 같다고 해서 합곡이라는 이름이 붙었다.

계곡은 솟아난 물이 큰 흐름을 이루는 곳이므로 합곡은 기의 흐름을 조절하는 중요한 경혈이다.

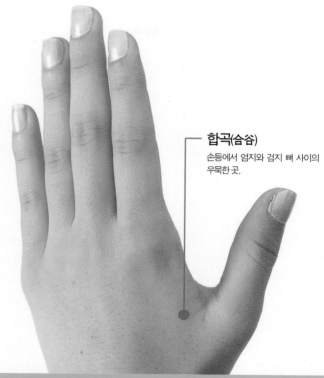

합곡(合谷)
손등에서 엄지와 검지 뼈 사이의 우묵한 곳.

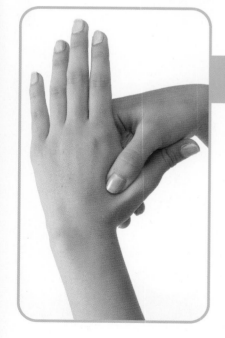

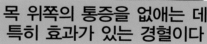

목 위쪽의 통증을 없애는 데 특히 효과가 있는 경혈이다

여러 증상에 사용되는 경혈이지만 목 위쪽의 통증에 특히 효과가 있는 경혈로 알려져 있다. 그 가운데서도 눈, 코, 이, 목, 목안의 통증, 얼굴에 난 뾰루지, 어깨 결림 등을 치료하는 데 자주 사용한다.

● 감싸듯이 잡고 마사지한다

합곡 경혈을 눌러 보면 강한 통증이 느껴지므로 쉽게 찾을 수 있다. 엄지와 검지로 이 부분을 감싸듯이 잡고 엄지 지문부분으로 마사지한다.

삼음교

삼음교는 세 개의 기가 교차한다는 의미다. 여기에서 말하는 세 개의 기란 소화기, 간장, 신장에 관련된 경락을 의미한다. 또한 소화기는 온몸의 기운, 간장은 생리기능, 신장은 호르몬 분비에 영향을 준다.

삼음교는 예로부터 '여성의 삼리'라 불리는 곳으로 특히 여성 질환 치료에 중요한 경혈이다.

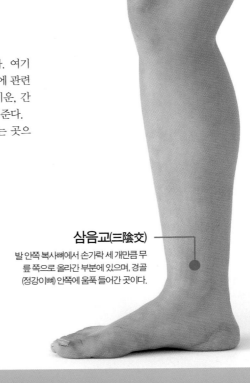

삼음교(三陰交)
발 안쪽 복사뼈에서 손가락 세 개만큼 무릎 쪽으로 올라간 부분에 있으며, 경골(정강이뼈) 안쪽에 움푹 들어간 곳이다.

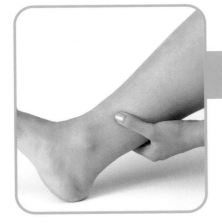

여성 질환을 개선하고 정서 안정에 도움이 된다

생리불순, 생리통, 갱년기 장애 등 여성 특유의 질환에 효과적이며 불안, 초조 또는 우울 등 정서적인 문제도 개선해주는 효과가 있다.

● 엄지로 세게 누른다

엄지 지문부분으로 세게 누른다. 이외에 뜸으로 따뜻하게 해주거나 솔로 가볍게 문질러 자극하는 방법도 있다.

20

용천

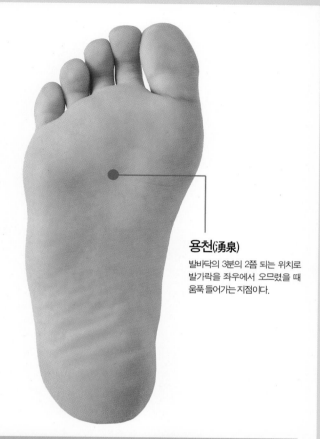

'용(湧)'은 기가 끓어오른다는 의미이며, '천(泉)'은 물이 솟아나는 곳을 가리킨다. 즉 용천은 생명력을 북돋우는 기운이 시작되는 지점이다. 발바닥에 위치하기 때문에 지구의 기운을 받아들이는 부분이기도 하다.

'제2의 심장'이라 불릴 정도로 발바닥에는 효과가 높은 경혈이 많은데, 그 가운데서도 용천은 치료에 가장 자주 활용되는 경혈이다.

용천(湧泉)
발바닥의 3분의 2쯤 되는 위치로 발가락을 좌우에서 오므렸을 때 움푹 들어가는 지점이다.

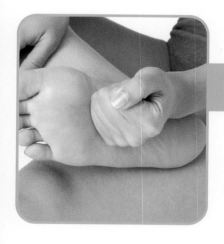

순환기 계통의 기능을 원활하게 하고 정신을 안정시킨다

이 경혈을 자극하면 순환기 계통의 기능을 활성화시켜주므로 고혈압이나 냉증 등을 개선하는 데 도움이 된다. 또한 정신상태를 안정시키는 작용도 있다.

● 주먹을 쥐고 두드리면 효과적이다

엄지 지문부분으로 누르기도 하지만 주먹이나 나무방망이로 두드리는 고타법(叩打法)이라는 마사지법으로 자극하면 더 효과적이다.

21

1장

지압 마사지
기초상식

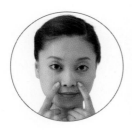 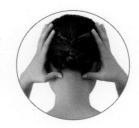

지압과 마사지의 기본적인 방법부터 효과를 한 단계 더 높이는 기술까지
경혈자극의 효과를 증대시킬 수 있는 비결을 전수한다.

부작용 없는 최고의 치료법, 지압 마사지

경혈요법은 자연치유력을 이용한 방법으로 동양인의 지혜가 듬뿍 담긴 치료법이다.

경혈을 자극하면 자연스럽게 치료할 수 있다

어깨가 뻐근할 때 어깨를 손으로 주물러서 풀어주고, 눈이 피로할 때 눈을 감고 눈 앞머리 부근을 지그시 누르기도 하고, 배탈이 났을 때는 일회용 손난로를 배에 대고 따뜻하게 해주는 등의 경험은 누구나 한 번쯤 해보았을 것이다.

불쾌감을 주는 부위를 손으로 누르고, 주무르고, 두드리거나 또는 따뜻하게 해줌으로써 몸의 불편함을 없애는 방법은 전 세계에서 시행되어 왔다. 이렇게 몸에 자극을 주어 증상을 완화하는 치료법이 경혈요법의 출발점이라 할 수 있다. 이와 같은 치료법을 고대 중국인이 체계화하여 오래전에 한국과 일본으로 전수했다. 그 후 중국, 한국, 일본에서 각자의 신체에 맞는 치료법을 받아들여 발전시켰고 이렇게 만들어진 경혈 치료법이 현재까지 전해져 왔다.

또한 지금 이 순간에도 경혈요법은 좀더 나은 방향으로 변화를 거듭하고 있다. 경혈요법은 고대부터 행해진 치료법이지만 서양의료법이 발달한 현재에도 전혀 뒤떨어진다는 느낌이 들지 않는다. 이것이 경혈요법의 매력이다.

뭉친 근육을 주물러서 풀어주면 기분이 좋아지고, 눈머리 부위를 누르면 눈의 피로가 가시고 눈이 시원해진 듯한 느낌이 든다. 이런 식으로 자극을 주었을 때, 증상이 개선되거나 치료의 효과가 강하게 나타나는 장소가 동양의학에서 말하는 경혈이다.

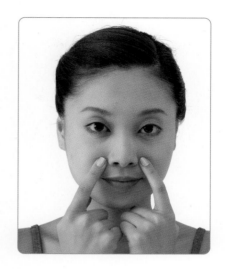

고대 중국인은 몸의 불쾌한 증상을 치료하는 곳이 비단 증상이 나타나는 장소에 한정된 것이 아니라 멀리 떨어진 장소에도 있다는 사실을 발견했다. 즉 경혈요법은 몸의 여러 부위를 눌러보고, 주물러보는 경험을 하나씩 축적해 가는 사이에 완성된 치료법인 것이다. 이처럼 끊임없이 개선에 개선을 거듭해온 경혈요법은 동양인의 지혜가 결집된 산물이라 할 수 있다.

부작용이 거의 없으므로 누구나 안심하고 시행할 수 있다

현대의학에서 사용하는 약물은 효과가 높지만 더불어 부작용을 가져오는 경우가 많다. 안전성이 높다고 하는 한약에서조차 가끔 부작용이 나타난다고 한다. 하지만 경혈요법은 부작용에 대한 걱정은 접어두어도 좋다. 이것이 경혈요법의 장점 가운데 하나다. 물론 자극에 민감한 부분에 심한 자극을 주면 결코 안 된다. 부작용 없이 치료하려면 경혈요법을 바르게 실행한다는 조건이 뒤따라야 한다.

경혈치료의 또 한 가지 장점은 방법이 간단해서 누구나 쉽게 할 수 있다는 데 있다. 게다가 장소에 상관없이 가정이나 직장 어디서든 할 수 있으며, 시간에도 구애받지 않는다. 혼자서 할 수도 있고, 다른 사람에게 해줄 수도 있다. 이렇게 많은 장점이 있는 건강법이 바로 경혈요법이다.

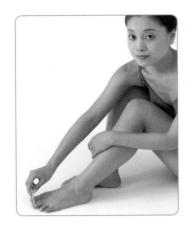 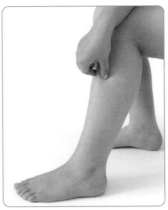 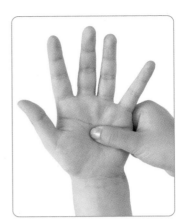

간단한 요령만 익혀도 효과는 몇 배로 커진다

경혈자극은 방법이 간단하기 때문에 누구나 할 수 있지만 자극을 주는 위치가 정확해야 좀더 높은 효과를 기대할 수 있다. 즉 경혈을 찾는 요령을 터득하면 각 증상에 맞는 적절한 자극을 줄 수 있다는 뜻이다.

또한 증상과 경혈의 위치에 따라 자극을 주는 방법, 효과가 높은 자극법이 각기 다르다.

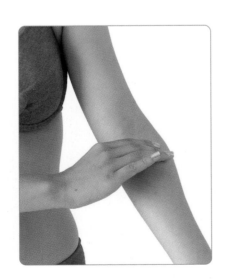

물론 자신이 편한 방법으로 자극을 주어도 효과는 있지만 약간의 요령만 익히면 그 효과는 몇 배로 증대된다. 이 책에서는 경혈을 찾고 각 경혈에 맞는 자극을 주는 요령을 알기 쉽게 소개하겠다.

2~3일 지속해서 효과가 없을 때는 의료 기관을 찾아라

경혈요법은 여러 증상을 개선하는 데 도움이 되는데, 그 가운데 특히 변비나 냉증 같은 만성질환, 어깨 결림이나 요통 등의 근육에 관련된 증상, 질병은 아니지만 몸의 조화와 균형이 깨진 상태, 즉 발병하기 전의 상태인 미병(未病)을 치료하는 데 효과가 있다.

그러나 원인을 근본적으로 치료하는 요법이 아니므로 의료기관의 검사와 치료가 필요한 경우도 있다. 경혈치료를 아무리 지속해도 효과가 없다면 경혈요법만으로 병을 치료하려고 하지 말고 반드시 의료 기관을 찾아 상담을 받아야 한다.

지압 가장 단순하면서도 효과가 확실한 자극법

지압은 가장 간단한 자극으로 몸의 모든 부위에 실시할 수 있다.

손가락 지문부분을 경혈에 대고 천천히 힘을 가한다

지압이란 문자 그대로 손가락으로 압력을 가하는 자극이라는 뜻이다. 이것은 몸의 모든 부위에 활용할 수 있다.

일반적으로 지압을 할 때 손가락 끝으로 누른다고 생각하는 사람이 많은데 손가락 끝으로 누르면 그 부분에만 힘이 가해져 근육이나 힘줄을 다치게 할 수도 있다. 손가락의 지문부분을 경혈에 대고 천천히 힘을 가한 후 다시 천천히 뗀다. 힘을 가하는 시간은 3초 정도다.

이때 경혈에 가하는 힘의 세기는 가장 약할 때가 2kg, 가장 강할 때는 7kg이다. 이 책에서 특별히 강약의 정도를 언급하지 않은 경우는 3~5kg 정도, '세게 누른다'고 표현한 경우는 6kg 전후, '약간 세게 누른다'는 5~6kg, '가볍게 누른다'일 때는 2~3kg이라고 생각하면 된다.

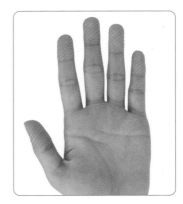

경혈에는 손가락 끝부분이 아니라 손가락의 바닥부분, 즉 지문부분을 대고 천천히 자극한다.

28

강도를 킬로그램으로 나타냈는데 실제로 그 힘의 세기가 어느 정도인지 쉽게 감이 오지 않을 것이므로 먼저 체중계에 엄지의 지문부분을 대고 눌러보며 힘의 세기를 측정한다.

일정한 강도로 누르면 그 부분에 가벼운 압통을 느낀다. 경혈을 찾는 방법에 관해서는 나중에 다시 상세하게 설명하겠지만(47쪽 참조), 대체로 경혈의 주변을 여기저기 눌러 보아 압통을 느끼는 지점이 정확한 경혈의 위치다. 그러나 이 통증은 불쾌하다기보다 기분 좋은 아픔이다. 이것을 '쾌통'이라 한다. 이 쾌통이 느껴질 정도의 힘이 가장 적당한 자극이다.

또한 자신이 직접 누를 때는 손가락의 힘뿐 아니라 팔 전체의 힘을 손가락 지문부분에 싣는다는 느낌으로 지압하는 부분의 중

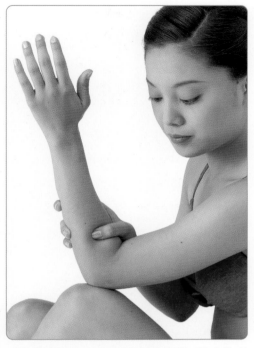

가장 자주 사용되는 엄지의 지문부분을 사용한 지압. 3~5kg의 힘을 가한다.

심을 향해 힘을 가한다. 다른 사람을 지압할 때는 손가락의 지문부분에 체중을 싣는다는 느낌으로 역시 중심을 향해 힘을 가한다. 마사지를 하는 경우에는 원을 그리듯 누르다가 손가락을 뗀다.

지압하는 부위에 따라 사용하는 손가락이 다르다

지압에는 모든 손가락을 활용할 수 있지만 그 가운데서도 엄지를 가장 자주 사용한다. 엄지는 힘을 주기 쉬워서 세게 누르고 싶을 때 특히 효과적이다. 또한 경혈은 대부분 좌우대칭을 이루고 있어 좌우를 동시에 누를 때가 많다.

검지나 중지는 엄지에 비해 힘이 많이 들어가지 않아서 가볍게 누를 때 주로 사용한다.

지압하는 부분에 따라 힘의 강약을 조절해야 하는데 특히 주의해야 하는 부위가 얼굴이다. 얼굴은 자극에 민감하므로 검지나 중지로 가볍게 누르는 편이 좋다.

손가락 하나가 아니라 검지, 중지, 약지 세 손가락으로 동시에 누르거나 양손의 손가락을 겹쳐서 누르기도 한다. 경혈의 위치를 찾기 어려울 때, 넓은 범위를 자극하고 싶을 때, 힘이 한 점에 집중되지 않도록 자극하고 싶을 때 등에 이런 방법으로 자극한다. 특히 복부 지압에서는 힘이 한 점에 집중되면 내장에 강한 충격을 줄 수 있으므로 양손의 손가락을 겹쳐 가볍게 누르는 방법을 사용할 때가 많다.

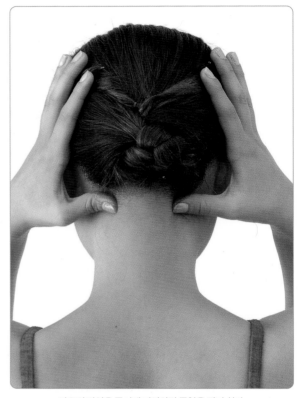

좌우의 경혈을 동시에 지압하면 균형을 잡기 쉽다.

지압하는 횟수는 한 경혈에 5~10회로 제한한다

경혈자극이 안전하게 실시된다고 하더라도 너무 많이 실시하면 몸이 지치거나 나중에 통증이 발생하는 등 오히려 건강을 해치게 된다. 지압하는 횟수는 한 경혈마다 5~10회 정도로 제한한다. 이 정도 반복하면 지압한 장소가 조금 따뜻해지는 것을 느낄 수 있다.

급성증상에는 강한 자극, 만성증상에는 가벼운 자극

경혈요법에서는 전문적인 용어로 증상을 '실(實)'과 '허(虛)'로 분류한다. 실의 증상이란 급성으로 발생하는 통증이나 증상으로, 해당 부분에서 열이 나는 상태다. 대표적인 예로 근육의 깊숙한 곳에서 발생하는 통증을 들 수 있다. 허는 이와 반대로 만성적인 증상으로 비교적 가벼운 근육통 등 표면적인 통증을 가리킨다.

엄밀히 말하면 실과 허는 자극하는 방법이 각각 다르다. 갑작스러운 두통이나 치통 같은 실의 증상에는 순간적으로 통증을 잊을 정도로 강한 자극을 주어야 한다. 일반사람들에게는 어려울 수도 있는 이런 자극을 '사(瀉)의 방법'이라고 한다.

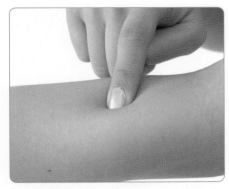

검지로 지압한다. 힘이 너무 세게 들어가지 않으므로 부드럽게 자극할 수 있다.

이와 반대로 허의 증상에서는 강한 자극을 주면 오히려 증상을 악화시킬 수도 있으므로 가볍게 자극해야 한다. 이것을 '보(補)의 방법'이라고 한다.

같은 엄지로 지압을 하더라도 실의 증상에는 세게 밀듯 지압하거나, 엄지와 검지로 꼬집듯 지압하지만 허의 증상에는 천천히 주무르듯 자극한다.

경혈요법을 실시할 때 주의할 점

지압하는 시간은 3분 정도, 길어도 5분을 넘지 않는다. 하루에 실시하는 경혈요법은, 횟수는 1~3회 정도로 아침식사 전과 취침 전에 한다. 이는 지압뿐 아니라 마사지도 포함한 모든 지압 자극에 공통적으로 적용된다.

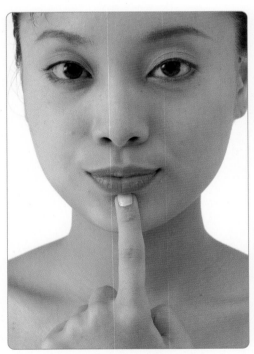

검지로 하는 지압. 얼굴처럼 자극에 민감한 부분은 검지와 중지로 지압하는 것이 좋다.

지압 등의 경혈요법을 실시하는 시기도 매우 중요하다. 격렬한 운동을 마친 후, 음주 후, 목욕 직후, 식사 직후, 38도 이상의 발열이 있을 때, 출혈이 있을 때, 혈압이 현저하게 높을 때, 의사가 안정을 취하라고 했을 때는 경혈요법을 피한다. 또한 임신 중인 여성이 비전문가에게 경혈요법을 받으면 유산이나 조산의 위험이 있으므로 반드시 전문가의 도움을 받아야 한다.

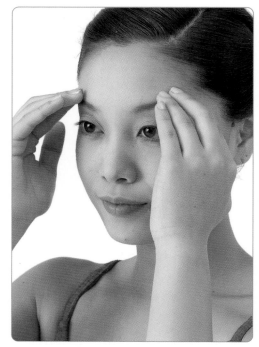

중지로 하는 지압. 얼굴 가운데 이마는 약간 세게 눌러도 되는 부분이므로 지압 외에 손가락 바닥부분으로 가볍게 두드리는 고타법(마사지)을 실시하기도 한다.

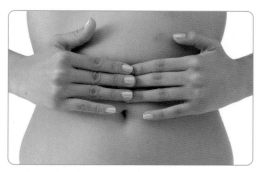

양손의 세 손가락을 겹쳐서 하는 지압. 배나 가슴 등을 자극할 때 주로 사용하는 방법이다.

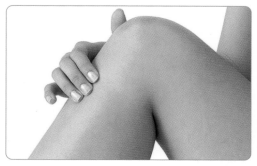

세 손가락으로 하는 지압. 경혈을 찾기 힘들 때나 넓은 범위를 자극하고 싶을 때 주로 사용한다.

마사지 | 넓은 범위를 자극하는 데 적당한 방법

쓰다듬거나, 문지르거나, 주무르거나, 주먹으로 두드리는 등 다양한 방법을 사용한다.

누구나 쉽게 할 수 있는 마사지 방법

경혈을 자극하는 방법에는 여러 가지가 있지만 누구나 쉽게 할 수 있는 방법으로 압박법(누른다), 경찰법(輕擦法, 문지르거나 쓰다듬는다), 유날법(揉捏法, 주무른다), 고타법(叩打法, 두드린다) 네 종류를 들 수 있다. 이 가운데 압박법은 28~32쪽에서 소개한 지압을 말한다. 지압과 마사지를 엄격하게 나눌 필요는 없지만 일반적으로 경찰법, 유날법, 고타법을 총칭하여 마사지라고 하는데 이제부터 이 세 가지 방법에 대해 구체적으로 소개하겠다.

경찰법은 평균적인 힘으로 자극한다

엄지의 지문부분, 검지와 중지, 약지에 새끼손가락까지 더한 다섯 손가락의 지문부분 또는 손바닥 등을 사용하여 문지르거나 쓰다듬는 방법이 경찰법이다. 날씨가 추워지면 사람들이 양손바닥을 마주대고 비비거나 얼굴, 팔, 다리 등 신체의 차가운 부위에 손바닥을 대고 문지르는 모습을 흔히 볼 수 있는데 이 또한 경찰법 가운데 하나다.

힘의 세기는 지압할 때와 마찬가지로 3~5kg이 기준이지만 강도에 구애받지 말고 기분이

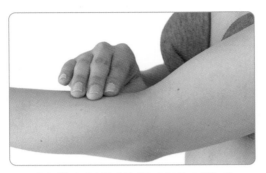
팔의 경찰법. 검지, 중지, 약지의 바닥으로 쓰다듬는다.

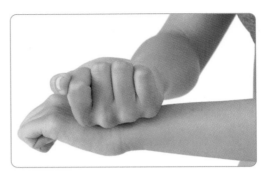
손등으로 하는 경찰법. 손등을 마주 대고 문지른다. 손바닥보다 강한 자극을 줄 수 있다.

좋을 정도의 세기로 자극하면 된다.

　지압은 좁은 범위에 힘을 가하는 방법이지만, 문지르고 쓰다듬는 방법은 비교적 넓은 범위를 자극할 수 있다. 따라서 몸에 가해지는 평균적인 강도는 좁은 범위에 힘을 가하는 것보다는 약하다. 조금 방법을 달리하여 손등으로 문지르거나, 손등과 손등을 맞대고 비비기도 하는데 이렇게 손등으로 자극하면 손등에 있는 손가락뼈 때문에 좀더 강한 자극을 줄 수 있다. 손가락과 손등 모두 평균적인 힘을 가해 전체적으로 자극하기 때문에 기분 좋은 느낌이 든다.

　문지르고 쓰다듬는 방법은 모든 증상에 활용할 수 있지만 혈액순환이 잘 되지 않아 발이 붓고, 손발이 차거나, 흥분했을 때 등에 효과적이다. 특히 가족 등 가까운 사람이 자신의 몸을 문지르고 쓰다듬어 주면 상대방의 손길에 담긴 애정이 전달되어 더욱 편안한 기분을 느낄 수 있다. 예컨대 밤에 잠을 깨 울고 있는 아이의 등을 어머니가 손바닥으로 문질러주면 흥분이 가라앉고 마음이 차분해지는 작용을 말한다.

유날법은 기분 좋게 느끼는 정도의 힘으로 실시한다

　주무르는 방법에는 손가락의 지문부분으로 주무르거나, 지그시 힘을 주어 원을 그리면서 손가락을 이동시키거나, 손가락과 손바닥을 사용하여 근육을 잡아당기거나, 엄지와 검지로 가볍게 꼬집거나, 엄지와 검지, 중지로 잡아 비트는 등 여러 가지가 있다. 좁은 부분을 주무를 때는 손가락 지문부분으로 실시하고, 넓은 부분은 손 전체나 손바닥을 사용하는 등 자극하는 범위에 따라 손을 사용하는 방법도 달라진다.

어떤 방법을 사용하든 기분 좋게 느껴지는 정도의 강도가 가장 적당하다. 특히 다른 사람이 자신의 뭉치고 지친 근육을 풀어주면 더욱 기분이 좋아진다. 근육을 사용하여 생긴 피로나 근육 뭉침은 물론 내장의 기능저하로 근육이 긴장되고 이로 말미암아 울혈이 생긴 경우에도 유날법이 효과적이다.

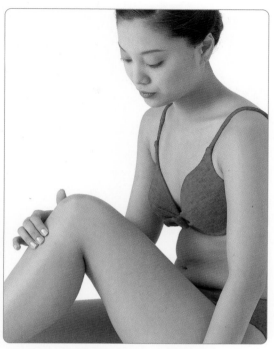

다리의 유날법. 검지, 중지, 약지의 바닥부분으로 원을 그리듯 누르며 주물러서 근육을 풀어준다.

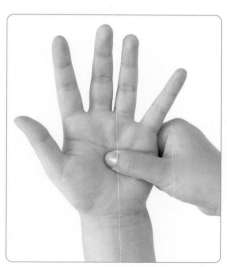

손바닥의 유날법. 엄지의 바닥부분으로 원을 그리면서 주무른다.

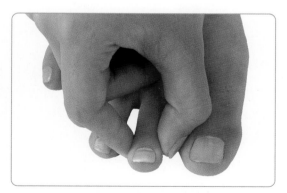

발가락의 유날법. 손가락과 발가락을 마사지할 때는 양쪽을 잡고 주물러 풀어준다.

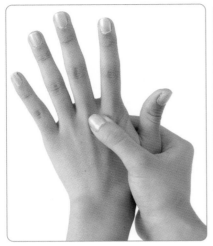
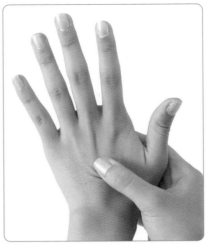

손등의 유날법. 엄지 바닥부분으로 누르며 주무르면서 손가락을 이동시킨다.

고타법은 규칙적으로 힘을 가한다

고타법의 가장 흔한 예가 어깨를 두드리는 동작이지만 어깨뿐 아니라, 후두부, 등, 허리, 엉덩이, 발, 발바닥, 팔 등에도 이 동작을 활용할 수 있다.

주먹을 사용할 때는 가볍게 주먹을 쥐고 새끼손가락 쪽의 측면으로 두드린다. 너무 세게 두드리면 자극이 기분 좋게 느껴지지 않으므로 손목의 힘을 빼고 규칙적으로 두드린다. 어깨, 발, 발바닥 등은 강한 자극이 효과적이므로 주먹을 사용하여 두드리는 편이 좋다.

눈이나 등 등에는 너무 강한 자극을 주

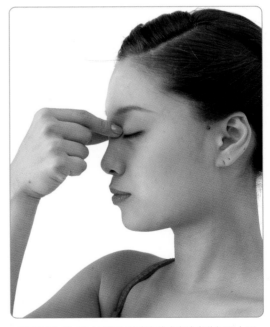

얼굴의 유날법. 콧날 양쪽을 엄지와 검지의 바닥부분으로 누르거나, 쥔다.

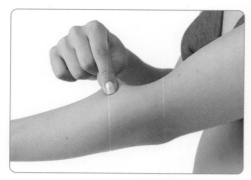
팔의 유날법. 엄지와 검지로 가볍게 잡는 방법도 있다.

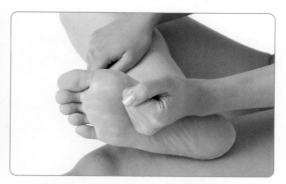
발바닥의 고타법. 손목의 힘을 빼고 리드미컬하게 두드린다.

지 않도록 주먹을 편 상태에서 새끼손가락의 측면으로
두드린다. 이때도 역시 손목의 힘을 빼고 규칙적으로
두드려야 한다. 얼굴에는 고타법을 그다지 사용하지 않
지만 이마 등을 검지나 중지의 지문부분으로 가볍게 톡
톡 두드리는 방법을 가끔 사용하기도 한다.

　어깨, 발, 발바닥 등의 횟수는 50~100회 정도, 머리
와 얼굴은 30회 정도로 제한한다.

　고타법은 근육의 피로와 결림 등의 증상 외에 잠이
잘 오지 않을 때 발바닥에 실시하면 탁월한 효과를 얻
을 수 있다.

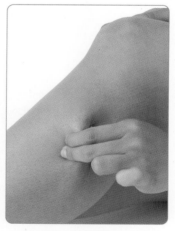
다리의 유날법. 엄지와 검지, 중지의 바
닥부분으로 잡고 비틀어 강한 자극을
준다.

지압 마사지 비법

경혈요법의 기본적인 방법을 익혔다면 이제 좀 더 전문적인 기술에 도전해보자.

새끼손가락을 잡아당기거나 깨무는 방법도 있다

앞에서 소개한 '누른다', '쓰다듬거나 문지른다', '주무른다', '두드린다'에 관한 방법을 익혔다면 이제 우리 몸에 나타나는 모든 증상에 대처할 수 있다. 일반인은 경혈요법에 관해 이 정도 지식만 있어도 충분하지만 경혈을 자극하는 방법은 이외에도 다양하다.

가장 효과적이고 전문적인 자극법에 대해 알고 싶거나, 색다른 자극을 주고 싶어 하는 사람을 위해 여러 가지 경혈자극법을 소개하겠다.

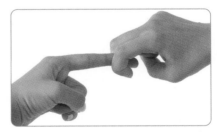
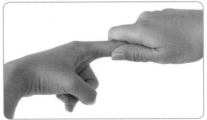

손가락 관절에 효과적인 자극법. 손가락을 잡고 당기다가 순간적으로 놓아버린다.

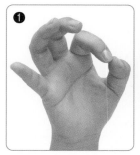
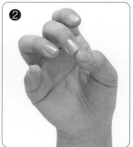
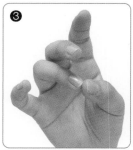
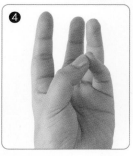

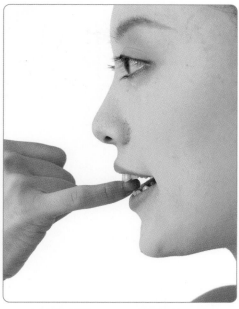

손가락의 지문부분을 가볍게 자극하는 방법. 엄지에 네 손가락을 차례로 갖다댄다.

새끼손가락을 자극할 때는 가볍게 무는 방법이 효과적이다.

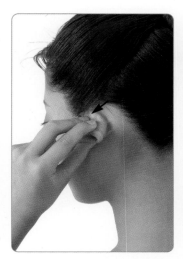

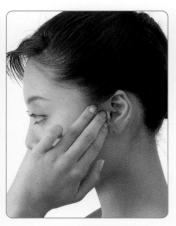

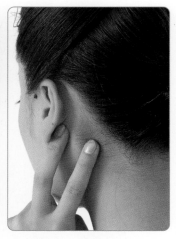

귀 안쪽에 있는 세로로 긴 치료지대를 귀를 접어서 자극한다.

3개의 경혈, 좌우 합해 6곳을 동시에 자극할 수도 있다. 귀 앞쪽에 있는 세 개의 경혈(이문, 청궁, 청회)에 세 손가락 지문부분을 대고 좌우 동시에 지압한다.

귀 뒤쪽에 있는 두 개의 경혈(제1안면, 제2안면), 좌우 합해 네 곳을 동시에 자극하는 방법도 있다.

주위에 있는 물건을 이용한
효과적인 경혈자극법

주위에 있는 평범한 도구를 이용해 경혈을 자극할 수 있다

좁은 범위에 강한 자극을 주고 싶을 때는 머리핀의 둥근 쪽이나 이쑤시개를 10개 정도 묶어 그 끝으로 누른다. 이런 도구는 머리, 손가락, 손바닥, 발가락 등을 자극하는 데 적당하다.

손가락이나 발가락에 강한 자극을 주고 싶을 때는 빨래집게를 사용하면 효과적이다.

넓은 범위의 근육을 강하게 자극하고 싶을 때는 나무방망이로 두드리거나 솔로 문지른다. 이 방법은 어깨, 발, 발바닥 등을 자극할 때 주로 사용한다.

손바닥과 발바닥은 골프공을 굴려 자극하기도 하고, 머리는 머리빗으로 두드려 자극하는 방법도 있다.

또한 오랜 시간에 걸쳐 지속적으로 자극을 가하고 싶을 때는 경혈에 은단이나 쌀알을 반창고로 고정시켜 둔다(41쪽 사진에서는 은단이나 쌀알이 잘 보이도록 투명한 반창고를 사용했다).

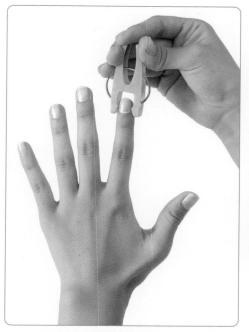

빨래집게를 사용하면 환부의 통증을 순간적으로 잊을 정도의 강한 자극을 줄 수 있다.

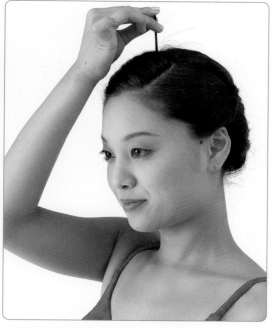

자극이 잘 전달되지 않는 머리는 머리핀의 둥근 쪽으로 누르면 효과적이다.

열로 자극할 때는 뜸 제품이나 헤어드라이어를 이용한다

　가장 효과적으로 온열자극을 주는 방법은 뜸이지만 쑥으로 하는 전문적인 뜸은 일반인이 사용하기 어려우므로 시중에서 판매하는 뜸 제품을 이용하면 쉽고 간편하게 뜸을 뜰 수 있다. 일반 뜸은 뜸에 불을 붙여 다 타들어갈 즈음에 떼어내지만 이런 제품을 이용하면 뜸을 뜬 자국이 남을 걱정이 없다. 뜨겁다고 느

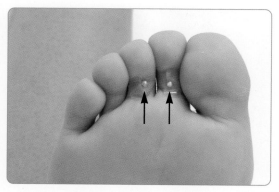

은단을 반창고로 붙여두면 오랜 시간에 걸쳐 지속적으로 자극할 수 있다.

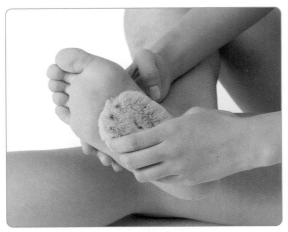

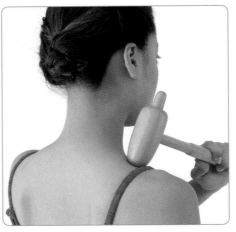

발바닥은 솔이나 목욕솔로 문지르면 효과적이다. 발목과 정강이도 같은 방법으로 자극할 수 있다.

어깨처럼 넓은 범위에 있는 근육의 피로와 결림은 나무 방망이로 두드리면 기분 좋게 자극할 수 있다.

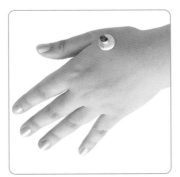

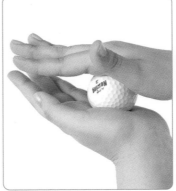

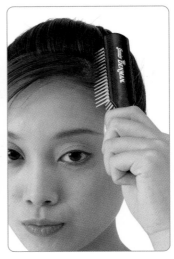

뜸은 온열자극의 대표적인 방법이다. 시중에서 판매하는 뜸 제품을 사용하면 가정에서도 쉽게 뜸을 뜰 수 있으며 뜸 자국도 남지 않는다.

골프공을 양쪽 손바닥으로 굴리면 넓은 범위를 자극할 수 있다.

머리빗도 경혈을 자극하는 데 이용할 수 있다. 가볍게 두드린다.

꺼질 때 곧바로 떼어내면 된다. 뜸은 한 경혈에 세 차례 반복한다.

뜸을 세는 단위로 '장'이라는 말을 사용하지만 일반사람에게는 익숙하지 않은 용어이므로 이 책에서는 쉽게 '회'라는 단위로 세기로 한다.

넓은 범위를 따뜻하게 하려면 헤어드라이어가 편리한데 이때 화상을 입지 않도록 온풍이 나오는 구멍과 자극하는 지점 사이에 충분한 거리를 두어야 한다. 또 오랜 시간 열을 가할 때는 일회용 손난로를 이용한다. 이때 저온화상을 입을 염려가 있으므로 직접 피부에 갖다 대지 말고 속옷 위에 둔다. 손난로를 붙여두는 부위는 가끔 바꿔주어야 한다.

또한 급성 근육통이나 허리를 삐끗했을 때 등은 환부의 염증을 빨리 가라앉히기 위해 차가운 물수건으로 환부를 식혀준다.

경혈자극 도구

도구를 이용해 손쉽게 경혈을 자극할 수 있다

목, 어깨, 허리를 자극하는 도구

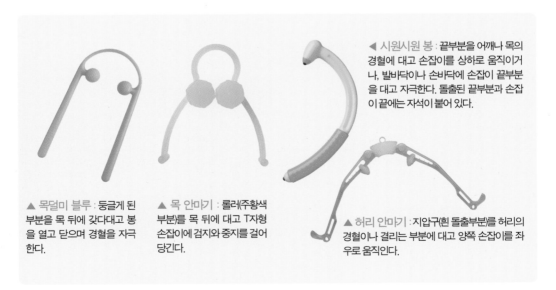

◀ 시원시원 봉 : 끝부분을 어깨나 목의 경혈에 대고 손잡이를 상하로 움직이거나, 발바닥이나 손바닥에 손잡이 끝부분을 대고 자극한다. 돌출된 끝부분과 손잡이 끝에는 자석이 붙어 있다.

▲ 목덜미 블루 : 둥글게 된 부분을 목 뒤에 갖다대고 봉을 열고 닫으며 경혈을 자극한다.

▲ 목 안마기 : 롤러(주황색 부분)를 목 뒤에 대고 T자형 손잡이에 검지와 중지를 걸어 당긴다.

▲ 허리 안마기 : 지압구(흰 돌출부분)를 허리의 경혈이나 결리는 부분에 대고 양쪽 손잡이를 좌우로 움직인다.

손을 자극하는 도구

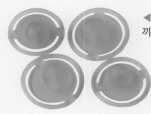

◀ 경혈 링 : 손가락 두 개를 둥근 부분에 끼워 넣어 경혈을 자극하는 도구이다.

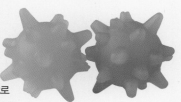

▶ 손지압 볼 : 한 손으로 잡거나, 양손으로 잡고 문질러서 손과 손가락을 자극한다.

그 외의 부위를 자극하는 도구

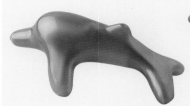

▲ 해피돌핀 : 입이나 꼬리지느러미 부분 등으로 자극하는 안마기이다.

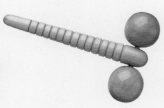

▲ 건강클럽 : 구나 손잡이 부분으로 자극한다.

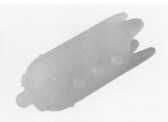

▲ 경혈문어 : 돌출 부분이나 다리 부분으로 얼굴을 자극하거나 손으로 잡아 손과 손가락을 자극한다.

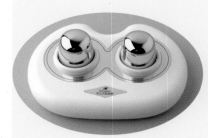

▲ New 나카야마식 안마기 소프트 형 : 금속으로 된 돌기부분을 경혈에 대고 자극한다.

▲ 피라우드 롤러 : 롤러부분으로 굴리거나, 누르거나, 두드려 자극한다.

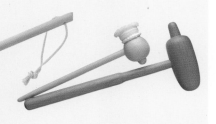

▲ 건강망치 : 무딘 부분으로는 넓은 근육을, 뾰족한 부분으로는 좁은 근육을 두드린다.

발을 자극하는 도구

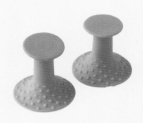

▲ 경혈해피 하나오군 : 발가락에 끼워 경혈을 자극한다.

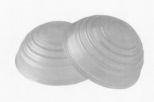

▲ 흡인 마사지기 : 발바닥에 흡입판을 붙여 1~2분 동안 이 상태를 유지하며 마사지 자극을 준다.

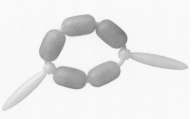

▲ 롤러의 둥근 부분에 발을 넣어 손잡이 (흰 부분)를 상하로 움직여 정강이를 자극한다.

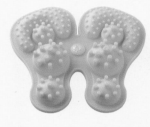

▲ 발 지압기 : 이것을 밟으면 크기와 높이가 다른 돌기가 발바닥을 자극한다.

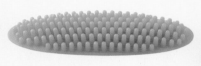

▲ 발판 : 밟으면 돌기가 발바닥을 자극하는 마사지 판이다.

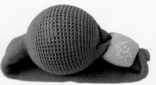

▲ 림프선 자극공 : 끈 부분을 발에 끼워 발바닥으로 공을 굴려 자극한다.

경혈찾기 핵심과 비법

이것만 알면 이제 완벽하다

경혈은 일종의 지대이므로 조금 위치가 틀려도 괜찮다

경혈이라고 하면 바늘구멍처럼 작은 점을 연상하는 사람이 많은데 사실 경혈은 점이라기보다 일정한 넓이에 분포된 지대라고 보면 된다. 또한 이 책에서는 경혈보다 좀더 넓은 범위

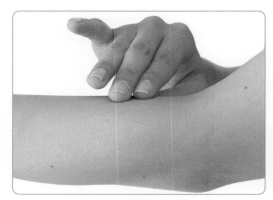

먼저 경혈 주변을 만져서 변화가 나타나는지 확인한다.

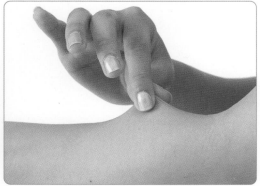

잡아당겨 반응이 강하게 나타나는 부분이 있는지 확인한다.

를 나타내는 뜻으로 지대라는 말을 사용
하는데 경혈이라고 적힌 것은 작은 범위,
지대라고 적힌 부분은 경혈보다 큰 범위
라고 생각하길 바란다.

사람에 따라 경혈과 지대의 위치가 조금
씩 다른데 위치가 틀렸다고 해서 효과가
전혀 없는 것은 아니다. 그러므로 너무 신
경을 곤두세워 정확한 위치를 찾으려고
할 필요는 없지만 경혈을 정확히 짚어내
면 더욱 높은 효과를 기대할 수 있으므로
다음에 주의하면서 자신의 몸에 분포된
경혈을 찾아보자.

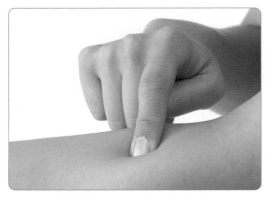

눌러서 통증이 느껴지는지도 경혈을 찾는 중요한 핵심이다.

경혈의 위치는 체격이나 체형에 따라 다르다

사람에 따라 체격이나 체형이 다르므로
이에 따라 경혈의 위치도 달라진다. 이 책
에서 제시한 경혈의 위치는 어디까지나
평균적인 것이라는 사실을 염두에 두길
바란다. 경혈은 체내의 상태가 피부 표면
으로 나타나는 지점이므로 주위와는 다른
상태를 보인다.

예를 들면 색이 조금 다르다거나, 차거
나, 딱딱하거나, 움푹 들어가 있거나, 거
칠거칠하거나, 누르면 아픈(압통) 지점 등
이다. 경혈 주변을 만져보고, 잡아당겨보

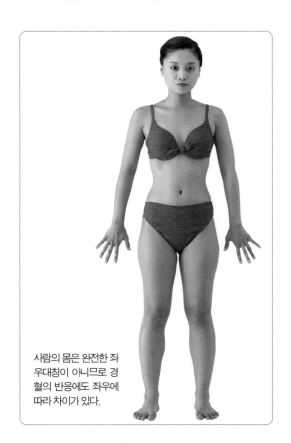

사람의 몸은 완전한 좌
우대칭이 아니므로 경
혈의 반응에도 좌우에
따라 차이가 있다.

48

고, 눌러보아 반응을 확인해 보라. 이 책에서 제시한 경혈의 위치를 기준으로 자신이 직접 손으로 확인하면서 그 위치를 정확히 찾아낸 다음 그 부분을 자극하면 높은 치료 효과를 얻을 수 있다.

좌우의 차이에도 주의한다

경혈이 지나는 길은 몸의 한가운데를 통과하는 정중선(正中線)을 경계로 좌우대칭으로 되어 있다. 따라서 정중선 위에 있는 경혈을 제외하고는 모두 두 개씩 짝을 이루고 있으므로 반드시 좌우에 있는 경혈을 함께 자극한다.

하지만 직접 눈으로 보고, 만지고, 눌러서 나타나는 반응은 좌우의 경혈이 서로 다르다. 압통이 강하게 느껴지는 등 반응이 좀더 강하게 나타나는 쪽에 문제가 있다는 뜻이므로 이 부분을 먼저 자극한 다음 반대편을 자극한다.

좌우의 반응이 서로 다른 까닭은 사람의 몸이 완전한 좌우대칭이 아니라, 근육의 발달이나 신경의 움직임 등에 따라 조금씩 차이가 생기기 때문이다. 이외에도 증상을 일으키는 원인에 따라서도 좌우차가 나타난다. 위통을 예로 들면 왼쪽 경혈에 압통이 강하게 느껴질 때는 스트레스에서 비롯된 통증일 확률이 높고, 오른쪽 경혈의 통증이 강할 때는 폭음과 폭식이 원인일 확률이 높다. 따라서 좌우 경혈의 반응차는 생활습관을 되돌아보게 하는 계기가 되기도 한다.

경혈의 위치를 찾을 때는 자신의 손가락 넓이로 측정한다

일반적으로 경혈의 위치는 '안쪽 복사뼈에서 손가락 세 개만큼 위쪽'과 같이 자신의 손가락 넓이를 기준으로 표시한다. 일반적으로 체격이 큰 사람은 손가락도 크고 굵으며, 체격이 작은 사람은 손가락도 작고 가늘기 때문에 자신의 손가락을 이용하면 경혈의 위치를 좀더 정확하게 찾을 수 있다.

한편 '치'라는 단위를 사용하는 전문서적도 있는데 이는 척관법(尺貫法, 고대 중국에서 시작되어 전해져 내려온 도량형 단위계─역주)에서 말하는 길이가 아니라 경혈요법에서만 사용하는 특수한 단위이다.

그러나 최근에는 몇 센티미터로 표시하는 책도 많아지는 추세이므로 이 책에서는 원칙적으로 손가락의 넓이를 사용하되 상황에 따라 센티미터도 함께 사용하여 설명하기로 한다.

치와 손가락의 개수 그리고 센티미터의 관계는 다음과 같다. 다시 한 번 말하지만 여기에서 제시하는 경혈의 위치는 어디까지나 평균적인 기준이므로 자신의 몸을 직접 만져보면서 효과가 높은 지점을 찾아내길 바란다.

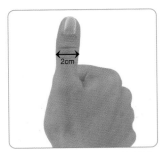
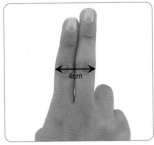
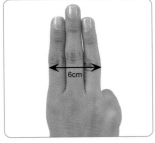
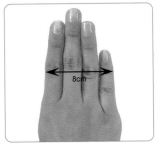

자신의 손가락 넓이로 경혈의 위치를 찾는다. 손가락 하나는 약 2cm, 두 개는 약 4cm, 세 개는 약 6cm, 네 개는 약 8cm이다.

1치	손가락 한 개	엄지 가로 넓이	약 2cm
1.5치	손가락 두 개	검지와 중지를 나란히 붙인 넓이	약 4cm
2치	손가락 세 개	검지와 중지, 약지를 나란히 붙인 넓이	약 6cm
3치	손가락 네 개	검지에서 약지까지 나란히 붙인 넓이	약 8cm

질병 · 증상별 지압 마사지

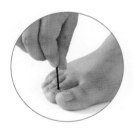 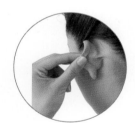

이런 질병 · 증상에 어떤 지압이 효과적일까? 그리고 자극하는 방법은 무엇일까?

누구나 할 수 있는 지압요법을 소개한다.

두통, 편두통

특효 경혈 : 전체점(全體點), 전두점(前頭點), 두정점(頭頂點), 편두점(偏頭點), 후두점(後頭點)

두통과 편두통은 손가락의 경혈로 치료한다

머리 전체의 통증은 엄지와 검지 사이에 있는 전체점, 머리 앞부분의 통증은 검지에 있는 전두점, 머리 위쪽의 통증은 중지에 있는 두정점, 머리 측면의 통증(편두통)은 약지에 있는 편두점, 머리 뒷부분의 통증은 새끼손가락에 있는 후두점을 사용한다.

이처럼 머리에서 발생하는 통증에 손가락을 사용하는 것은 손발의 경혈은 경락이라는 연결망으로 뇌로 이어져 있기 때문이다. 즉 머리에서 멀리 떨어진 곳을 자극하면 그 자극이 연결망을 통해 머리까지 전달된다.

효과적인 경혈자극법

두통을 한순간 잊을 정도로 강하게 자극한다. 엄지와 검지로 경혈을 잡아 누르거나 주무르는 방법도 좋지만 빨래집게를 사용하면 좀더 강한 자극을 줄 수 있다. 2~3초 정도 사이를 두고 반복한다. 자극하는 시간은 모두 합해 3분 정도를 기준으로 한다. 손가락을 사용할 때는 5~10회 반복한다.

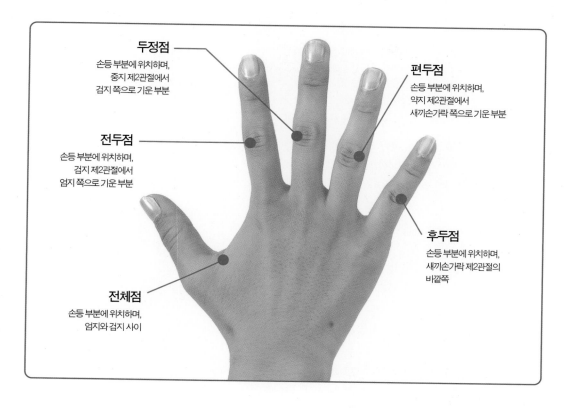

두정점
손등 부분에 위치하며,
중지 제2관절에서
검지 쪽으로 기운 부분

편두점
손등 부분에 위치하며,
약지 제2관절에서
새끼손가락 쪽으로 기운 부분

전두점
손등 부분에 위치하며,
검지 제2관절에서
엄지 쪽으로 기운 부분

후두점
손등 부분에 위치하며,
새끼손가락 제2관절의
바깥쪽

전체점
손등 부분에 위치하며,
엄지와 검지 사이

이런 두통 증세는 빨리 병원을 찾아라!

경혈자극으로 치료할 수 있는 증상은 기능성 두통으로 어떤 질병 때문에 발생하는 두통인 경우에는 의사의 치료를 받아야 한다. 특히 다음과 같은 두통은 긴급을 요하는 증상이므로 한시라도 빨리 병원을 찾아가자.

갑작스러운 심한 두통으로 시작되는 대표적인 질병이 '뇌동맥류파열'이다. 뇌동맥류파열에서는 메슥거림, 구토, 뒷목의 경직, 경련, 의식장애를 동반하기도 한다.

'뇌출혈'에서도 두통이 생기며 대부분의 경우 어지러움, 구토, 경련 등을 동반한다.

특히 평소에 혈압이 높은 사람이 두통을 일으켰을 때는 뇌동맥류파열이나 뇌출혈 외에 '고혈압뇌증'에 걸리기 쉬운데, 이는 급격한 혈압상승으로 말미암아 뇌에 부종이 생겨 위험한 상태가 되었을 가능성도 있으므로 주의해야 한다.

눈의 질병인 '녹내장'에서도 갑작스러운 눈의 통증과 함께 두통이나 구토를 동반하는 사례가 있다. 증상이 오래 지속되거나 통증이 점점 심해질 때는 경혈자극에만 의존하지 말고 의사의 진찰을 받는다.

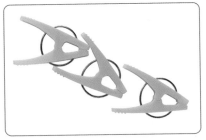

빨래집게를 사용하면 강한 자극을 줄 수 있어 효과적이다.

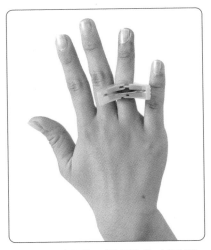

편두점을 자극하는 방법 〈3분간〉 빨래집게를 경혈에 끼워 2~3초 동안 유지한 후에 빼낸다. 2~3초 사이를 두고 다시 같은 방법으로 자극한다.

54

얼굴의 신경통, 경련, 마비

특효 경혈 : 각손(角孫), 태양(太陽), 하관(下關), 대영(大迎), 예풍(翳風), 영향(迎香), 지창(地倉)

얼굴에 나타나는 증상은 얼굴의 경혈을 사용하여 치료한다

얼굴에 나타나는 증상을 치료하는 데는 얼굴이나 머리의 경혈이 효과적인데 그 가운데서도 얼굴의 신경통은 귀 위에 있는 각손을 중심으로 자극한다. 각손은 얼굴과 머리에 모두 영향을 주는 경혈로 알려져 있다.

이 경혈에 자극을 가하는 동시에 눈 꼬리에 있는 태양, 귀 앞쪽에 있는 하관, 그 아래에 위치한 대영에도 자극을 가해준다. 이 경혈들은 모두 삼차신경 위에 있기 때문에 이곳을 자극하면 삼차신경의 작용으로 통증이 완화된다.

얼굴의 경련이나 마비에는 귀 뒤쪽에 위치하여 뇌의 기능에도 영향을 주는 예풍을 중심으로 콧방울 옆에 있는 영향과 입술 꼬리에 있는 지창을 자극한다.

효과적인 경혈자극법

이 경혈들은 중지의 지문부분으로 지압한다. 얼굴의 경혈은 자극이 잘 전달되기 때문에 너무 세게 자극하면 절대 안 된다. 가볍게 누르며 원을 그리는 방법이 좋다.

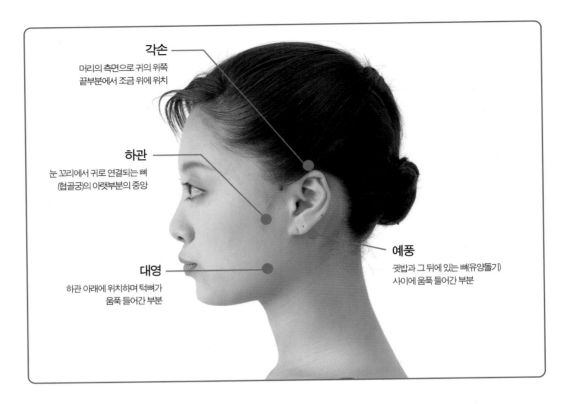

각손
머리의 측면으로 귀의 위쪽
끝부분에서 조금 위에 위치

하관
눈 꼬리에서 귀로 연결되는 뼈
(협골궁)의 아랫부분의 중앙

예풍
귓밥과 그 뒤에 있는 뼈(유양돌기)
사이에 움푹 들어간 부분

대영
하관 아래에 위치하며 턱뼈가
움푹 들어간 부분

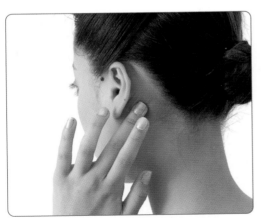

예풍의 지압 〈5~10회〉 중지의 지문부분으로 누르며 원을
그린다.

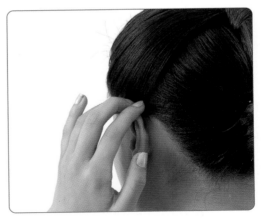

각손의 지압 〈5~10회〉 중지의 지문부분으로 누르며 원
을 그린다.

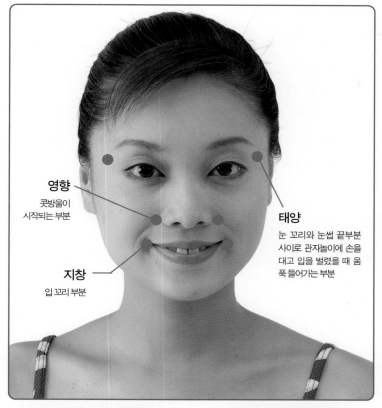

영향
콧방울이
시작되는 부분

지창
입 꼬리 부분

태양
눈 꼬리와 눈썹 끝부분
사이로 관자놀이에 손을
대고 입을 벌렸을 때 움
푹 들어가는 부분

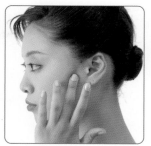

하관의 지압 〈5~10회〉 중지의
지문부분으로 가볍게 누르며 원
을 그린다.

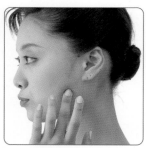

대영의 지압 〈5~10회〉 중지
의 지문부분으로 가볍게 누르며
원을 그린다.

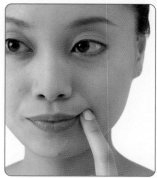

지창의 지압 〈5~10회〉 중지의
지문부분으로 가볍게 누르며 원을
그린다.

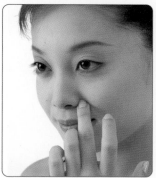

영향의 지압 〈5~10회〉 중지의
지문부분으로 가볍게 누르며 원을
그린다.

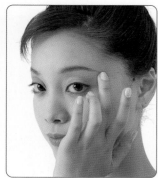

태양의 지압 〈5~10회〉 중지의지
문부분으로 가볍게 누르며 원을 그
린다.

눈의 피로, 시력감퇴

특효 경혈 : 정명(睛明), 찬죽(攢竹), 어요(魚腰), 승읍(承泣)

눈을 혹사한 다음에는 눈 주위의 경혈을 자극한다

컴퓨터 작업, 텔레비전이나 비디오 시청 등은 물론 실내생활도 현대인의 눈을 위협하고 있다. 현대인은 생활의 대부분을 실내에서 한다. 이 때문에 가까운 거리에 있는 물체를 보는 일이 많아진 대신 넓은 야외에서 먼 곳을 바라보는 시간이 적어졌다. 본인이 자각하지는 못해도 우리는 항상 눈을 혹사하고 있는 것이다.

눈이 피로해졌을 때나 시력이 떨어졌을 때는 정명을 자극해보길 바란다. 이 부분은 밝고 맑은 시력을 되찾는 경혈로 알려져 있다. 이외에도 찬죽, 어요, 승읍과 같이 눈 주위에 있는 경혈을 자극하여 눈의 기능을 활성화한다.

효과적인 경혈자극법

정명은 엄지와 검지의 지문부분으로 좌우의 경혈을 잡고 동시에 누른다. 나머지 경혈은 중지의 지문부분으로 가볍게 누른다. 횟수는 경혈 한 곳에 5~10회 실시한다. 모두 눈 가까이에 위치한 경혈이므로 눈에 힘을 가하지 않도록 주의한다.

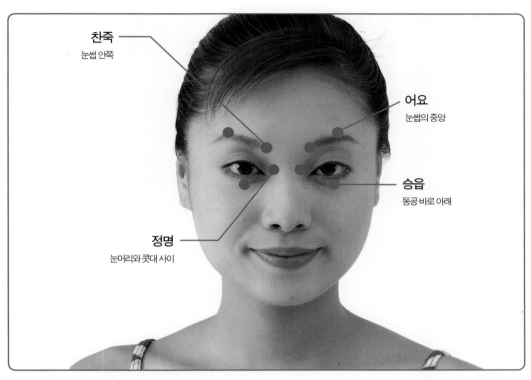

찬죽
눈썹 안쪽

어요
눈썹의 중앙

승읍
동공 바로 아래

정명
눈머리와 콧대 사이

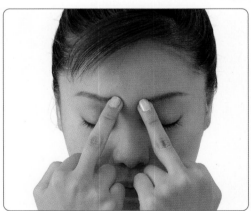

찬죽의 지압 〈5~10회〉 중지의 지문부분으로 이마 쪽을 향해 가볍게 누른다.

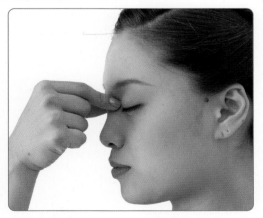

정명의 지압 〈5~10회〉 엄지와 검지의 지문부분을 좌우 경혈에 대고 감싸듯 잡고 누른다. 이때 안구를 자극하지 않도록 주의한다.

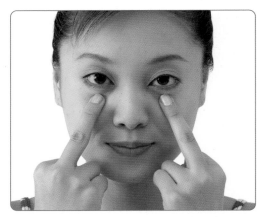

승읍의 지압 〈5~10회〉 중지의 지문부분으로 안구에 힘을 가하지 않도록 주의하면서 아래쪽을 향해 가볍게 누른다.

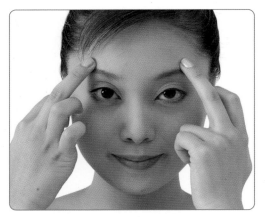

어요의 지압 〈5~10회〉 중지의 지문부분으로 이마 쪽을 향해 가볍게 누른다.

60

눈의 건조, 충혈

특효 경혈 : 머리의 임읍(臨泣), 대골공(大骨空), 소택(少澤), 상양(商陽)

머리의 경혈과 손의 경혈을 더함으로써 효과를 높인다

최근 들어 눈의 건조(안구건조증)도 급증하는 추세다. 충혈, 피로, 시큰시큰함 등 눈에 관련된 증상 외에 두통, 편두통, 어깨 결림 등을 동반하기도 한다. 증세가 더 심해지지 않았을 때 동공 바로 위에 위치하며 머리카락이 나기 시작하는 부분에서 손가락 하나 정도 위에 있는 머리의 임읍을 자극한다.

이 경혈은 눈에서 시작하는 경락 위에 위치하여 눈의 기능을 활성화하는 한편 두통에도 자주 사용한다. 여기에 더해 손의 엄지에 있는 대골공, 새끼손가락에 있는 소택, 검지에 있는 상양을 자극한다. 이 경혈들은 눈뿐 아니라 입이 마르는 증상에도 효과적이다.

효과적인 경혈자극법

머리의 임읍은 좌우의 검지를 양쪽 경혈에 대고 동시에 강하게 누르며 문지른다. 지압하는 횟수는 5~10회로 대골공, 소택, 상양은 머리핀의 둥근 쪽으로 세게 누른다. 횟수는 15회 정도가 적당하다.

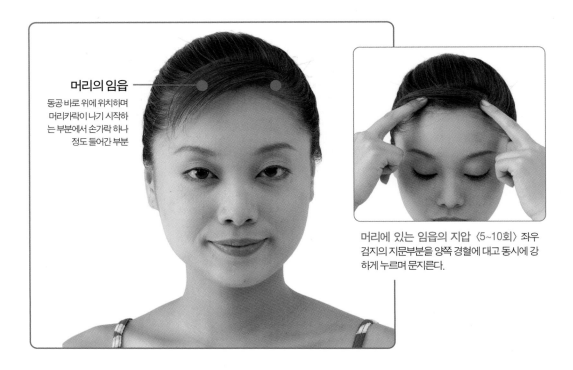

머리의 임읍
동공 바로 위에 위치하며 머리카락이 나기 시작하는 부분에서 손가락 하나 정도 들어간 부분

머리에 있는 임읍의 지압 〈5~10회〉 좌우 검지의 지문부분을 양쪽 경혈에 대고 동시에 강하게 누르며 문지른다.

갱년기 여성에게 많이 나타나는 건조증후군

안구건조증으로 고생하는 사람에게는 눈뿐 아니라 다른 부분까지 건조해지는 증상이 나타나기도 한다. 특히 갱년기 여성이 조심해야 하는 증상으로 구강, 질, 피부 등도 건조해지는 '건조증후군' 이 있다.

여성 호르몬인 에스트로겐에는 피부와 점막의 윤기를 유지하는 작용이 있는데 갱년기에 접어들어 에스트로겐이 결핍되면 몸의 여기저기가 건조해진다. 입이 마르고(구강건조증) 혀가 이에 닿으면 아프다, 혀에 상처가 생긴다, 음식물을 씹고 삼키기 힘들다, 맛을 모르겠다 등의 증상이 나타난다. 질의 건조는 성교통, 질의 가려움과 세포감염 등이, 피부의 건조에서는 피부가 거칠어지고 가려우며 세균감염 등이 일어난다.

또한 몸 안에 있는 면역세포가 자신의 조직을 공격하여 몸의 여기저기가 건조해지는 '쇼그렌 증후군(Sjögren's syndrome)' 이라는 질병도 있다. 구강외과, 치과, 안과 등에서 상담해보기 바란다.

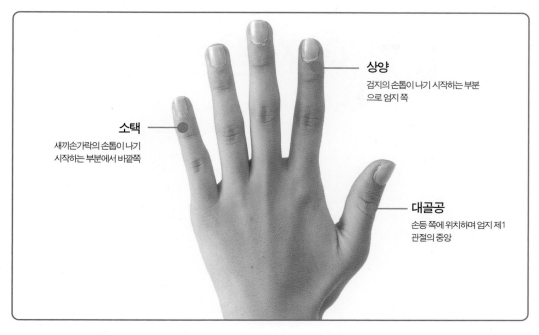

상양
검지의 손톱이 나기 시작하는 부분
으로 엄지 쪽

소택
새끼손가락의 손톱이 나기
시작하는 부분에서 바깥쪽

대골공
손등 쪽에 위치하며 엄지 제1
관절의 중앙

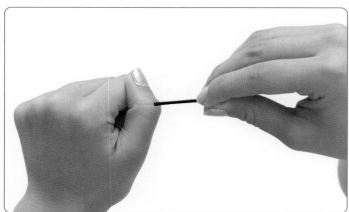

대골공의 자극 〈15회〉 머리핀의 둥근 쪽으로 세게 누른다. 소택과 상양도 같은 방법
으로 자극한다.

현기증, 어지럼증

특효 경혈 : 제2대돈(第二大敦), 제2규음(第二竅陰), 관충(關衝), 대릉(大陵)

손과 발에 평형기능을 높여주는 경혈이 있다

몸의 평형기능은 귀 안에 있는 반고리관과 내이, 눈, 관절, 피부, 소뇌, 대뇌 등에 의해 유지되는데 이들 중 어느 한 곳에만 문제가 있어도 현기증이 일어난다. 이런 증상에는 발과 손에 있는 평형기능을 높여주는 경혈을 자극한다. 엄지발가락에 있는 제2대돈, 네 번째 발가락에 있는 제2규음을 자극한다. 특히 제2대돈은 현기증에 효과가 좋은 경혈이다. 여기에 약지에 있는 관충과 손목 안쪽에 있는 신문과 대릉을 더해 자극한다.

효과적인 경혈자극법

제2대돈, 제2규음, 관충은 이쑤시개를 10개 정도 묶어 그 끝으로 15회 누른다. 사진에서는 이쑤시개의 뾰족한 부분이 잘 보이도록 끝부분에 초록색이 칠해진 것을 사용했지만 가정에서는 흔히 사용하는 일반적인 종류면 충분하다.

신문은 엄지와 검지로 손목을 끼우듯 잡고 엄지 지문부분으로 자극하고, 대릉도 엄지 지문부분으로 천천히 5~10회 누른다.

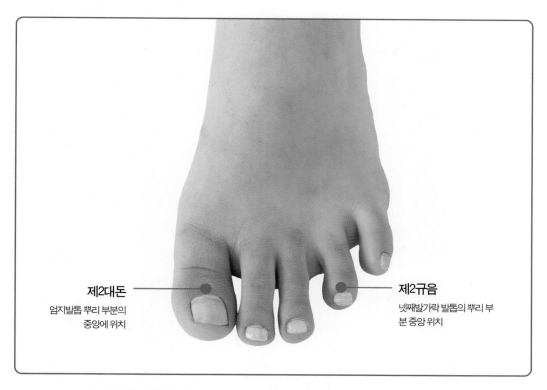

제2대돈
엄지발톱 뿌리 부분의
중앙에 위치

제2규음
넷째발가락 발톱의 뿌리 부
분 중앙 위치

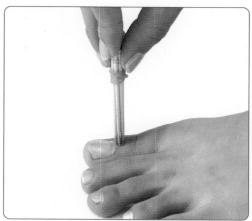

제2대돈의 자극 〈15회〉 이쑤시개를 10개 정도 묶어 뾰족
한 부분으로 누른다. 제2규음도 같은 방법으로 자극한다.

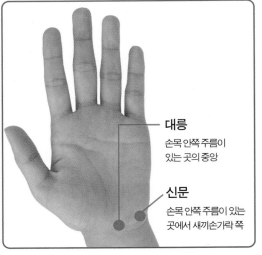

대릉
손목 안쪽 주름이
있는 곳의 중앙

신문
손목 안쪽 주름이 있는
곳에서 새끼손가락 쪽

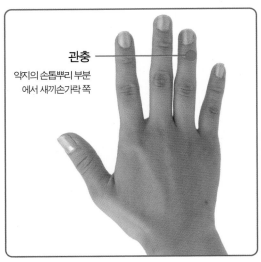

관충
약지의 손톱뿌리 부분
에서 새끼손가락 쪽

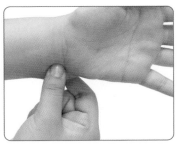

신문의 지압 〈5~10회〉 엄지와 검지로
손목을 끼워 넣듯 잡고 엄지의 지문부분
으로 누른다.

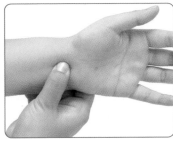

대릉의 지압 〈5~10회〉 엄지의 지문부
분으로 천천히 누른다.

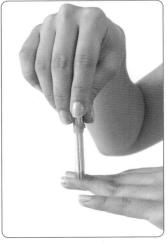

관충의 자극 〈15회〉 이쑤시개를 10
개 정도 묶어 뾰족한 부분으로 누른다.

귀울림, 난청, 귀의 통증

특효 경혈 : 이문(耳門), 청궁(聽宮), 청회(聽會), 계맥(瘈脈), 외관(外關)

귀 주변에 있는 경혈을 꼼꼼하게 자극한다

난청에 효과가 높은 경혈은 귀 앞부분에 나란히 세 개가 위치하는데 위에서부터 차례대로 나열하면 이문, 청궁, 청회다. 이문은 '귀의 기운이 들어오고 나가는 문', 청궁은 '듣는 기능을 담당하는 곳', 청회는 '듣는 것에 관한 기운이 모이는 곳'이다. 계맥도 귀의 깊숙한 부분을 자극하여 중이와 내이의 기능을 회복시켜주므로 귀울림이나 난청에 효과가 크다.

계맥은 사진에서는 귀 위쪽에 선으로 나타내었지만 실제로는 귀 뒤에 가려져 있어 눈에 보이지 않는다. 귀의 한가운데를 앞쪽으로 잡아당겼을 때 귀 뒤에 힘줄이 생기는 지점이 바로 계맥이다. 또한 팔에 있는 외관도 귀의 증상을 치료하는 데 사용한다.

효과적인 경혈자극법

이문, 청궁, 청회는 좌우의 검지, 중지, 약지의 지문부분을 위에서부터 차례대로 각 경혈에 대고 동시에 누른다. 경혈을 누를 때 입을 벌리면 더욱 효과가 좋다. 계맥은 중지의 지문부분으로, 외관은 엄지의 지문부분으로 누른다.

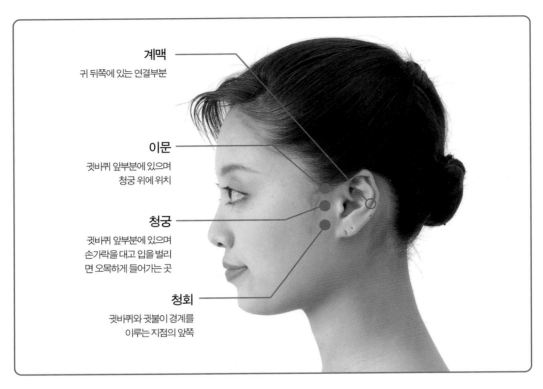

계맥
귀 뒤쪽에 있는 연결부분

이문
귓바퀴 앞부분에 있으며
청궁 위에 위치

청궁
귓바퀴 앞부분에 있으며
손가락을 대고 입을 벌리
면 오목하게 들어가는 곳

청회
귓바퀴와 귓불이 경계를
이루는 지점의 앞쪽

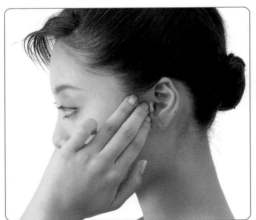
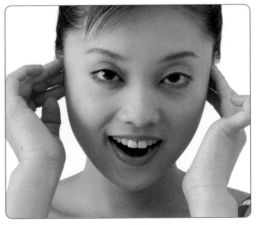

이문, 청궁, 청회의 지압 〈5~10회〉 좌우의 검지, 중지, 약지의 지문부분을 3개의 경혈에 대고 동시에 누른다. 누를 때 입을 조금 벌린다.

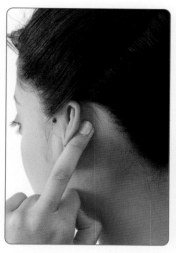

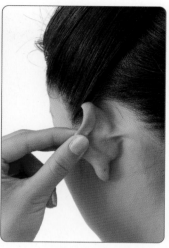

계맥의 지압 〈5~10회〉 중지의 지문 부분으로 누른다.

계맥 찾는 방법 귀를 앞쪽으로 당기면 귀가 연결되는 뒷부분에 힘줄이 생기는 지점이 있다. 이 부분이 경혈이다.

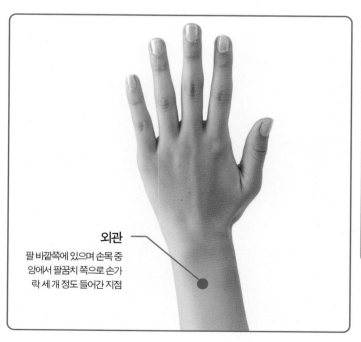

외관
팔 바깥쪽에 있으며 손목 중앙에서 팔꿈치 쪽으로 손가락 세 개 정도 들어간 지점

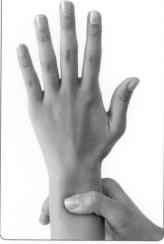

외관의 지압 〈5~10회〉 엄지 지문부분으로 누른다.

콧물, 재채기

특효 경혈 : 합곡(合谷), 태연(太淵), 상영향(上迎香)

손에 있는 명혈이 코의 증상을 낫게 한다

손등에 있는 합곡은 기의 흐름을 조절하는 작용을 하는 경혈로 예로부터 최고의 명혈로 알려져 왔다(19쪽 참조). 특히 목 윗부분에 나타나는 증상에는 효과가 높아서 콧물이나 재채기에도 효과적이다. 이 경혈에 콧방울이 연결되는 지점에 있는 상영향, 손목 안쪽에 있는 태연을 더한다.

효과적인 경혈자극법

합곡은 엄지와 검지로 감싸듯 잡고 엄지의 지문부분으로 강하게 누른다. 상영향은 좌우 중지의 지문부분을 각 경혈에 대고 동시에 누른다. 이때 코가 시원하게 뚫릴 정도로 세게 누른다. 태연은 헤어드라이어를 쐬어 경혈 주위를 따뜻하게 만든다. 이때 헤어드라이어를 너무 가까이 대면 화상을 입을 수 있으므로 적절한 거리를 유지한다.

합곡과 태연은 시중에서 판매하는 뜸을 사용하여 자극하는 방법도 좋다. 이렇게 뜸을 뜰 때는 한 경혈마다 3회 연속하여 실시한다.

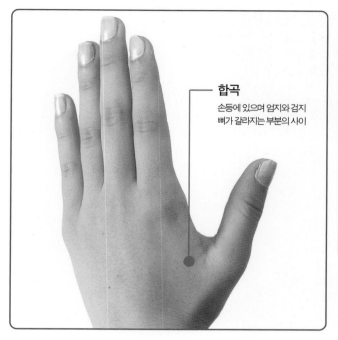

합곡
손등에 있으며 엄지와 검지
뼈가 갈라지는 부분의 사이

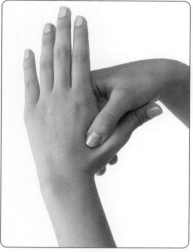

합곡의 지압 〈5~10회〉 엄지와 검지로 감싸
듯 쥐고 엄지의 지문부분으로 세게 누르며 주
무른다.

알레르기성 비염인 사람은 이런 꽃가루에도 주의하라

꽃가루 알레르기를 일으키는 식물이라고 하면 흔히 이른 봄에 주로 발생하는 삼나무의 꽃가루를 떠
올리기 쉬운데 최근에는 삼나무 외에 다른 식물로 말미암아 꽃가루 알레르기가 생기는 사례가 증가
하고 있다. 예를 들면 삼나무 다음으로 알레르기를 많이 일으키는 식물이 노송나무와 자작나무이다.
초여름에는 오리새(orchard grass), 뚝새풀(short awn), 큰조아재비(Phleum pratense) 등의 벼과식
물의 꽃가루, 여름에는 벼, 참억새, 우산잔디(Cynodon dactylon) 등 역시 벼과식물의 꽃가루, 늦여름
부터 가을에는 돼지풀, 쑥, 환삼덩굴 등의 꽃가루가 호흡기 알레르기의 원인이다.
또한 집 안에 있는 먼지, 진드기, 곰팡이 등도 알레르기성 비염의 원인이 되므로 심한 콧물과 재채기
로 고생하는 사람은 혈액검사와 피부검사를 통해 원인을 알아보는 편이 좋다. 집먼지나 진드기가 원
인일 때는 일년 내내 알레르기 증상이 나타나지만 꽃가루 알레르기는 그 계절이 지나면 괜찮아진다.
원인을 알면 꽃가루가 날아다니기 전에 치료를 시작할 수 있으므로 꽃가루 알레르기를 예방할 수 있다.

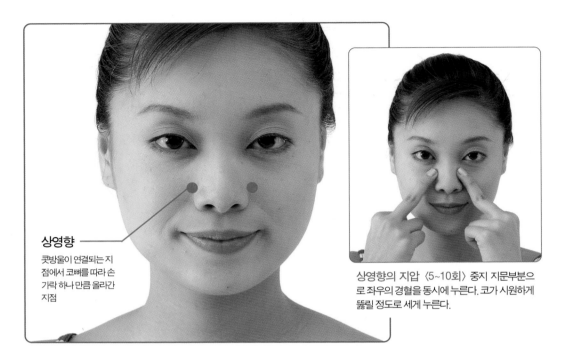

상영향 —
콧방울이 연결되는 지
점에서 코뼈를 따라 손
가락 하나만큼 올라간
지점

상영향의 지압 〈5~10회〉 중지 지문부분으
로 좌우의 경혈을 동시에 누른다. 코가 시원하게
뚫릴 정도로 세게 누른다.

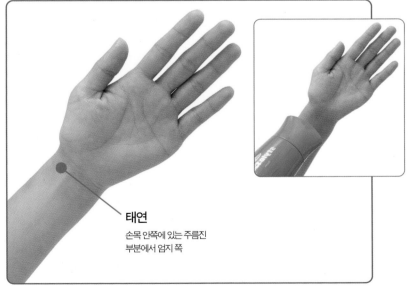

태연
손목 안쪽에 있는 주름진
부분에서 엄지 쪽

태연의 자극 〈따뜻해질
때까지〉 헤어드라이어로
경혈 주변이 따뜻해질 때까
지 열을 가한다. 이때 헤어
드라이어를 너무 가까이 대
어 화상을 입지 않도록 주의
한다.

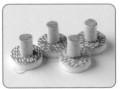

합곡과 태연에는 시판하는
간이 뜸을 이용해 3회씩 뜸
을 뜨는 방법도 좋다.

코피, 코막힘

특효 경혈 : 아문(瘂門), 제2대돈(第二大敦), 대추(大椎), 영향(迎香), 비통점(鼻痛點), 하완(下脘)

심한 코막힘은 얼굴의 경혈로 치료한다

코피가 날 때 곧바로 자극해야 할 경혈이 후두부에 있는 아문과 엄지발가락에 있는 제2대돈이다. 특히 아문은 예로부터 지혈을 하는 경혈로 알려져 있다.

코막힘을 개선하려면 아문 바로 아래쪽 목 연결부분에 위치한 대추, 콧방울 옆에 있는 영향, 손등에 있는 비통점을 자극한다. 대추란 큰 척추라는 의미로 머리를 앞으로 숙였을 때 튀어나오는 뼈 바로 아래에 위치한다.

이 경혈은 감기에서 오는 코막힘과 알레르기성 비염에서 오는 코막힘에 모두 효과가 있다. 영향과 대추는 모두 코의 전반적인 증상을 치료하는 경혈이다.

효과적인 경혈자극법

아문은 목을 조금 앞으로 숙여 엄지의 지문부분으로 세게 누른다. 제2대돈은 이쑤시개를 10개 정도 묶어 그 끝으로 누른다. 대추는 양손의 중지 지문부분으로 누르고 영향은 머리핀의 둥근 쪽으로 가볍게 누른다. 비통점은 엄지의 지문부분으로 세게 누르며 주무른다.

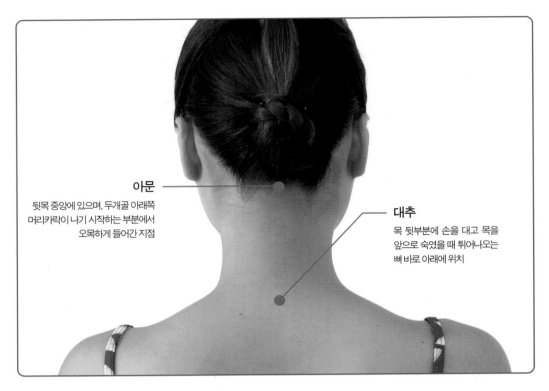

아문

뒷목 중앙에 있으며, 두개골 아래쪽
머리카락이 나기 시작하는 부분에서
오목하게 들어간 지점

대추

목 뒷부분에 손을 대고 목을
앞으로 숙였을 때 튀어나오는
뼈 바로 아래에 위치

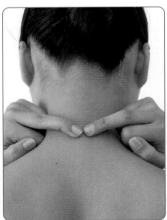

대추의 지압 〈5~10회〉 양손의 중지
지문부분으로 누른다.

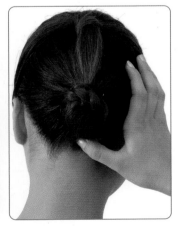

아문의 지압 〈5~10회〉 목을 조금 위
로 들어 엄지 지문부분으로 세게 누른다.

74

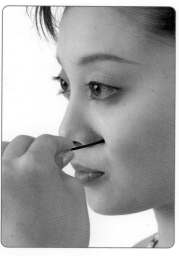
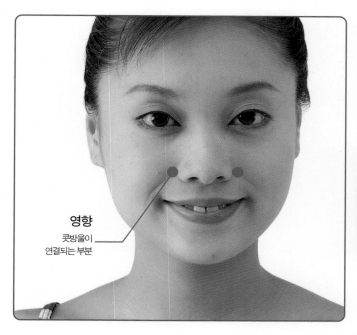

영향
콧방울이
연결되는 부분

영향의 자극 〈15회〉 머리핀의 둥근 쪽
으로 가볍게 누른다.

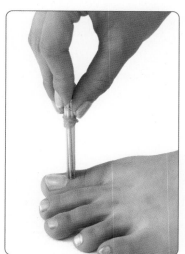

제2대돈의 자극 〈15회〉

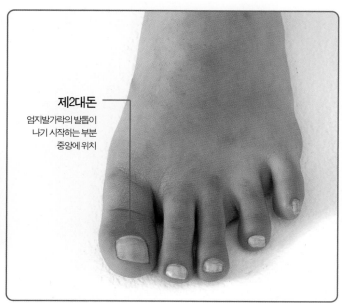

제2대돈
엄지발가락의 발톱이
나기 시작하는 부분
중앙에 위치

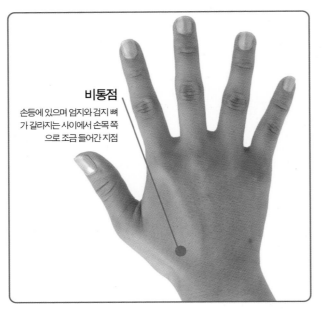

비통점
손등에 있으며 엄지와 검지 뼈
가 갈라지는 사이에서 손목쪽
으로 조금 들어간 지점

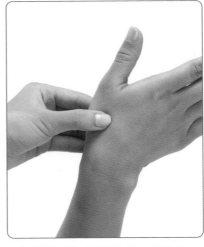

비통점의 지압 〈5~10회〉 엄지 지문부분으로
세게 누르며 주무른다.

축농증에 효과적인 경혈

코 안에 있는 부비강이라는 동굴처럼 생긴 공간에 염증이 생겨 만성화된 것이 만성부비강염(축농증)
이다. 축농증에 걸리면 코가 막히는 증상이 나타나므로 코막힘에 효과적인 대추, 영향, 비통점을 자
극하면 되지만, 축농증 수술을 한 적
이 있는 사람은 배꼽에서 손가락 두
개 위에 있는 하완의 통증을 호소하는
사람이 많으므로 이 경혈을 더한다.
이 하완을 좌우의 검지와 중지, 약지
를 겹쳐 가볍게 누른다.

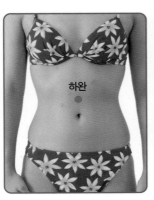

하완

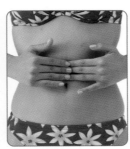

하완의 지압

구내염, 구강건조증

특효 경혈 : 상구(商丘), 내과정점(內踝丁點), 인중(人中), 승장(承漿), 상척택(上尺澤)

증상이 심한 구내염에도 효과가 있는 발의 경혈

구내염의 원인 가운데 가장 많은 부분을 차지하는 것이 바이러스와 세균감염, 상처 등이지만 내장의 상태가 나빠서 염증화되기도 한다. 따라서 구내염을 치료하려면 내분비부터 조절해야 한다. 이 작용을 하는 경혈이 안쪽 복사뼈에 있는 상구와 내과정점이다. 특히 상구는 효과가 높아 증상이 상당히 진행된 상태에서도 효과가 있다.

구강건조증을 개선하는 데는 입술 위에 있는 인중과 아래에 있는 승장을 사용한다. 두 가지 경혈 모두 수액의 분비를 조절하는 작용이 있어 건조한 입 안을 촉촉하게 만들어 준다.

효과적인 경혈자극법

상구와 내과정점은 헤어드라이어로 따뜻해질 때까지 데워준다. 단, 화상을 입을 수 있으므로 경혈에 헤어드라이어를 너무 가까이 대지 말고, 적당한 거리를 유지한다. 인중과 승장은 검지 지문부분으로 가볍게 누르며 원을 그려 자극한다.

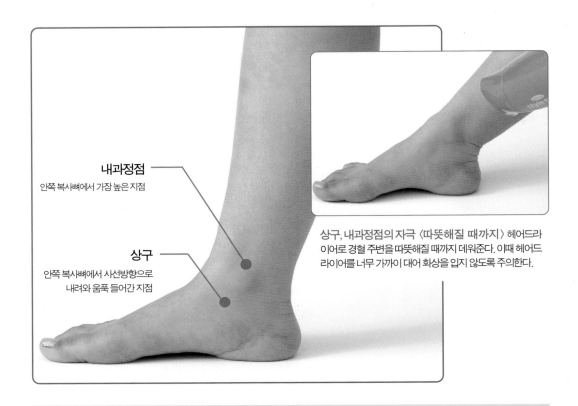

내과정점
안쪽 복사뼈에서 가장 높은 지점

상구
안쪽 복사뼈에서 사선방향으로
내려와 움푹 들어간 지점

상구, 내과정점의 자극 〈따뜻해질 때까지〉 헤어드라
이어로 경혈 주변을 따뜻해질 때까지 데워준다. 이때 헤어드
라이어를 너무 가까이 대어 화상을 입지 않도록 주의한다.

목 안의 통증에 효과적인 경혈

호흡기 경락 위에 위치하여 증상이 발생하는 원인에 관계없이 여러 증상에 효과가 있는 경혈이 상척
택이다. 이 경혈은 팔꿈치 안쪽 주름진 곳의 엄지 쪽에 위치하는데 팔의 굵은 힘줄 바깥쪽에서 손가
락 두 개만큼 위로 올라간 지점
에 있다. 이 부근을 눌러보면 통
증이 느껴지는 지점이 있는데 여
기에 엄지 지문부분을 대고 세게
누른다. 5~10회 반복한다.

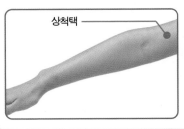

상척택

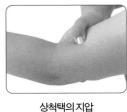

상척택의 지압

78

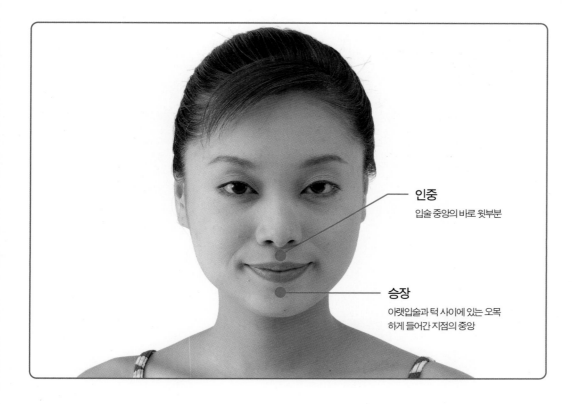

인중
입술 중앙의 바로 윗부분

승장
아랫입술과 턱 사이에 있는 오목
하게 들어간 지점의 중앙

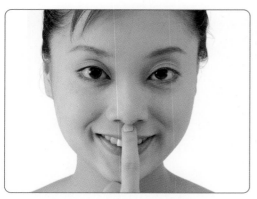

인중의 지압 〈5~10회〉 검지 지문부분으로 가볍게 누르며
원을 그린다.

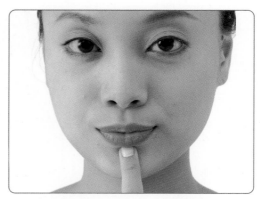

승장의 지압 〈5~10회〉 검지 지문부분으로 가볍게 누르며
원을 그린다.

2장 질병 · 증상별 지압 마사지 **79**

치통

특효 경혈 : 치통점(齒痛點), 거료(巨髎), 여태(厲兌), 온류(溫溜), 복삼(僕參), 제2복삼(第二僕參)

윗니와 아랫니는 다른 경혈을 사용한다

치통은 삼차신경의 영향을 받는다. 삼차신경은 얼굴 좌우의 위쪽 옆으로 그 신경이 갈라지는데 첫 번째 가지는 눈, 두 번째 가지는 턱, 세 번째 가지는 아래턱으로 이어진다. 따라서 윗니는 두 번째 가지, 아랫니는 세 번째 가지를 자극하는 경혈을 사용한다.

손바닥에 있는 치통점은 윗니와 아랫니의 치통에 모두 효과가 있으며, 윗니의 통증에는 눈 꼬리 아래의 거료와 발의 여태, 아랫니의 통증에는 팔의 온류를 더한다.

효과적인 경혈자극법

치통점은 이쑤시개를 10개 정도 묶어 끝부분으로 누른다. 여태는 엄지와 검지 지문부분으로 발톱을 양쪽에서 잡아서 자극하고, 거료는 중지 지문부분으로 세게 누르면서 문지른다.

얼굴에 있는 경혈은 가볍게 누르는 것이 원칙이지만 치통을 억제하는 경혈치료에서는 강도를 조금 높인다. 온류는 경혈 주위를 눌러보고 가장 아프다고 느끼는 지점을 엄지 지문부분으로 세게 누른다.

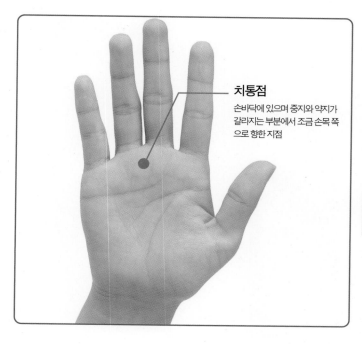

치통점
손바닥에 있으며 중지와 약지가 갈라지는 부분에서 조금 손목 쪽으로 향한 지점

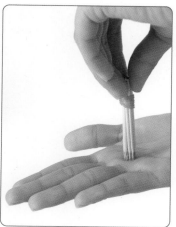

치통점의 자극 〈15회〉 이쑤시개를 10개 정도 묶어 그 끝부분으로 누른다.

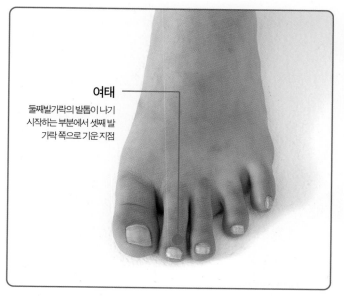

여태
둘째발가락의 발톱이 나기 시작하는 부분에서 셋째 발가락 쪽으로 기운 지점

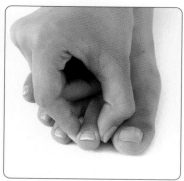

여태의 지압 〈5~10회〉 엄지와 검지의 지문부분으로 둘째발가락을 양쪽으로 잡고 세게 누르며 주무른다.

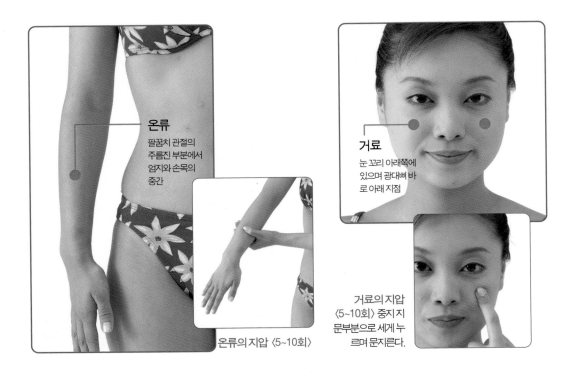

온류
팔꿈치 관절의 주름진 부분에서 엄지와 손목의 중간

온류의 지압 〈5~10회〉

거료
눈 꼬리 아래쪽에 있으며 광대뼈 바로 아래 지점

거료의 지압 〈5~10회〉 중지지 문부분으로 세게 누르며 문지른다.

치육염, 치주농루에 효과적인 경혈

치통에 잘 듣는 경혈 외에 발꿈치에 있는 복삼과 제2복삼 경혈을 첨가하여 자극한다. 이 두 경혈은 잇몸의 혈액흐름을 촉진하여 잇몸을 단단하게 해준다. 복삼은 발꿈치의 정중앙에 위치하는데 발바닥 에서 손가락 두 개 정도 올라간 지점 이며, 제2복삼은 복삼에서 새끼발가 락 쪽으로 손가락 하나만큼 옆으로 간 지점에 있다. 두 경혈 모두 헤어드라 이어로 따뜻해질 때까지 데워준다.

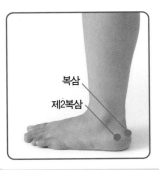

복삼
제2복삼

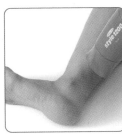

복삼과 제2복삼의 자극

어깨 결림

특효 경혈 : 제1경항점(第一頸項點), 제2경항점(第二頸項點), 견정(肩井)

어깨의 명혈＋손의 명혈로 상승효과를 노린다

한국에서는 오래전부터 손등을 인체에 대응시켜 인체의 각 부위에 해당하는 손등의 경혈을 자극하는 경혈요법이 전해져 왔다(244~245쪽 참조). 이 경혈요법에 따르면 머리는 검지와 중지 사이에 해당한다고 한다. 이 부분이 제1경항점으로 머리와 어깨에 나타나는 증상에 확실한 효과를 발휘한다. 이 경혈을 약지와 새끼손가락 사이에 있는 제2경항점과 함께 자극하면 더욱 높은 효과를 기대할 수 있다.

또 견정은 예로부터 잘 알려진 어깨 결림의 명혈이다. 이 세 경혈로 대부분의 어깨 결림을 해소할 수 있다.

효과적인 경혈자극법

오랜 시간 자극해야 하므로 제1경항점과 제2경항점에는 반창고에 쌀알이나 은단을 붙여 고정한다. 불편하지 않다면 하루 이상 그대로 붙여둔다. 견정은 나무방망이로 두드린다. 이때 손목의 힘을 빼고 리드미컬하게 두드리면 효과를 더욱 높일 수 있다.

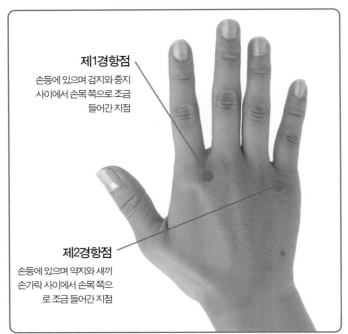

제1경항점
손등에 있으며 검지와 중지 사이에서 손목 쪽으로 조금 들어간 지점

제2경항점
손등에 있으며 약지와 새끼 손가락 사이에서 손목 쪽으로 조금 들어간 지점

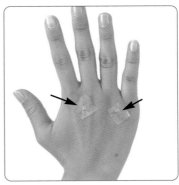

제1경항점, 제2경항점의 자극 〈하루 이상〉 반창고로 쌀알을 붙여 경혈에 고정시켜 둔다.

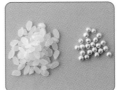

쌀알이나 은단을 경혈에 붙여두면 오랜 시간 지속적으로 자극을 줄 수 있다.

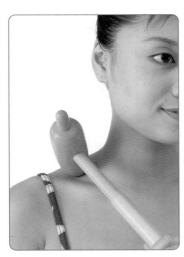

견정의 자극 〈50~100회〉 나무방망이로 손목의 힘을 빼고 리드미컬하게 두드린다.

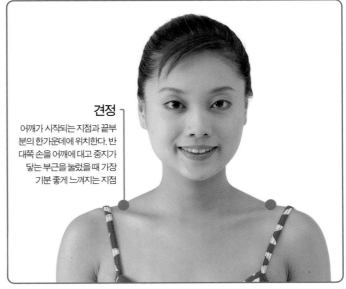

견정
어깨가 시작되는 지점과 끝부분의 한가운데에 위치한다. 반대쪽 손을 어깨에 대고 중지가 닿는 부근을 눌렀을 때 가장 기분 좋게 느껴지는 지점

오십견

특효 경혈 : 견우(肩髃), 제1경항점(第一頸項點), 제2경항점(第二頸項點), 후계(後谿)

어깨관절에 있는 경혈을 중심으로 자극한다

양복을 입고 벗기가 힘들 정도로 통증이 심한 오십견이라도 시간이 지나면 대부분 자연히 치유된다. 하지만 반년에서 1년 정도 시간이 걸리기도 하므로 경혈요법으로 빠르게 치료하자. 가장 효과가 높은 경혈은 어깨관절에 있는 견우이다.

이 경혈을 자극하면 어깨관절의 안쪽까지 직접 자극이 미치므로 혈액순환을 촉진하여 팔의 움직임을 원활하게 만든다. 여기에 손에 있는 제1경항점과 제2경항점, 후계를 더한다.

효과적인 경혈자극법

어깨관절을 따뜻하게 해주면 움직이기가 훨씬 쉬워지므로 경혈 주변에 헤어드라이어로 열을 가한다. 제1경항점과 제2경항점은 어깨 결림 부분(83쪽 참조)에서 소개한 방법과 같다. 반창고에 쌀알이나 은단을 고정시켜 경혈에 붙인다. 그다지 불편하지 않다면 하루 이상 이 상태대로 둔다. 후계는 머리핀의 둥근 쪽으로 약 15회, 세게 누른다.

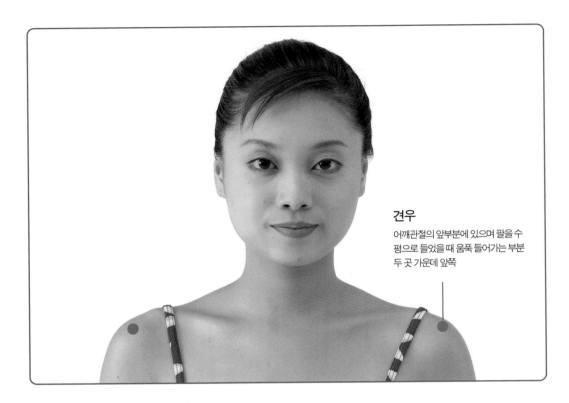

견우

어깨관절의 앞부분에 있으며 팔을 수평으로 들었을 때 움푹 들어가는 부분 두 곳 가운데 앞쪽

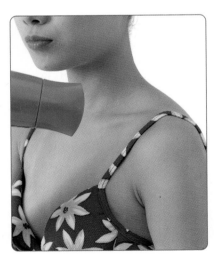

견우의 자극 〈따뜻해질 때까지〉 헤어드라이어로 경혈 주변이 따뜻해질 때까지 열을 가한다. 이때 헤어드라이어를 너무 가까이 대어 화상을 입지 않도록 주의한다.

86

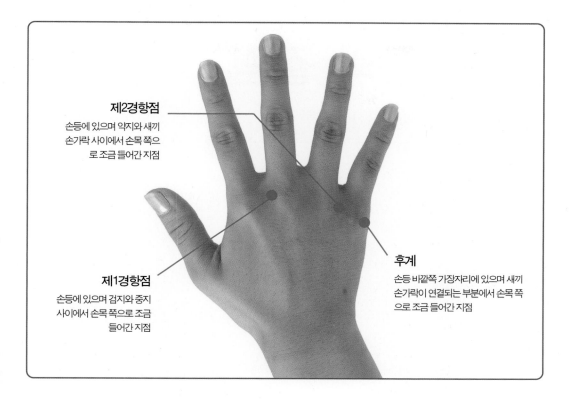

제2경항점
손등에 있으며 약지와 새끼
손가락 사이에서 손목 쪽으
로 조금 들어간 지점

후계
손등 바깥쪽 가장자리에 있으며 새끼
손가락이 연결되는 부분에서 손목 쪽
으로 조금 들어간 지점

제1경항점
손등에 있으며 검지와 중지
사이에서 손목 쪽으로 조금
들어간 지점

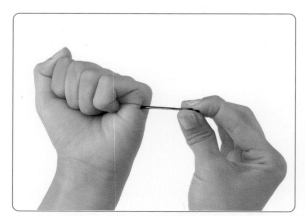

후계의 자극 〈15회〉 머리핀의 둥근 쪽으로 세게 누른다.

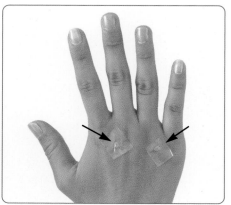

제1경항점과 제2경항점의 자극 〈하루 이상〉 반창
고에 쌀알을 붙여 경혈에 고정시킨다.

목과 등의 결림

특효 경혈 : 제1경항점(第一頸項点), 제2경항점(第二頸項点), 제1배부(第一背部), 제2배부(第二背部), 후계(後谿), 양릉천(陽陵泉)

손에 있는 경혈과 치료 지대를 자극함으로써 증상을 완화한다

목과 등이 결리는 증상에는 어깨 결림과 오십견에서 사용한 제1경항점과 제2경항점이 효과적이다. 등의 결림을 치료하려면 손등에 있는 제1배부와 제2배부라는 치료 지대를 사용한다.

손등의 각 부분과 인체를 대응시켜 생각하는 경혈요법(244~245쪽 참조)에 따르면 등은 중지가 연결되는 부분에서 손등 가운데에 이르는 부위에 해당한다. 따라서 중지의 뼈를 양쪽에서 자극하면 반사적으로 등의 결림이나 통증이 완화된다. 이 경혈과 지대를 자극하면 아무리 심한 증상도 완화된다.

효과적인 경혈자극법

제1경항점과 제2경항점에 쌀알이나 은단을 하루 이상 붙여둔다. 제1배부와 제2배부는 마사지가 효과적이다. 손가락 사이에서 손목 쪽으로 엄지를 이용하여 가볍게 누르며 진행한다. 두 지대를 각각 5~10회씩 반복하여 자극한다.

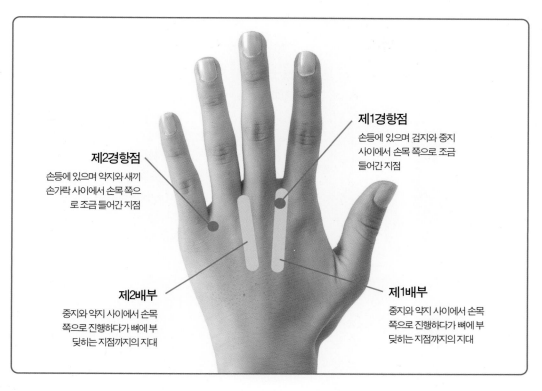

제2경항점

손등에 있으며 약지와 새끼
손가락 사이에서 손목 쪽으
로 조금 들어간 지점

제1경항점

손등에 있으며 검지와 중지
사이에서 손목 쪽으로 조금
들어간 지점

제2배부

중지와 약지 사이에서 손목
쪽으로 진행하다가 뼈에 부
딪히는 지점까지의 지대

제1배부

중지와 약지 사이에서 손목
쪽으로 진행하다가 뼈에 부
딪히는 지점까지의 지대

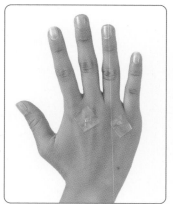

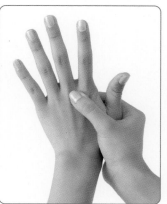

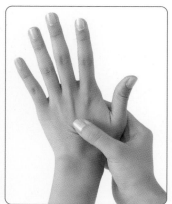

제1경항점과 제2경항점의 자극
〈하루 이상〉 반창고로 쌀알을 고정
시켜 경혈에 붙여둔다.

제1배부 마사지 〈5~10회〉 엄지를 검지와 중지 사이에 대고 손목 쪽으로 가볍게 누르
며 진행한다. 제2배부도 같은 방법으로 마사지한다.

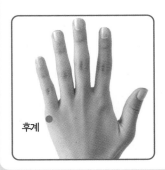

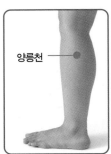

휘플래시증후군에 효과적인 경혈

휘플래시증후군(Whiplash Syndrome)은 정차해 있는 차를 뒤에서 달려오는 다른 차가 갑자기 추돌했을 때 발생하는 목의 염좌이다. 의료 기관의 치료와 더불어 후계와 양릉천을 자극하면 좋다.

양릉천

후계

후계는 손등 바깥쪽 가장자리에 있는데 새끼손가락의 연결부분에서 손목 쪽으로 조금 들어간 지점이고, 양릉천은 무릎 아래에서 바깥쪽으로 둥글고 작은 뼈가 튀어나온 곳 바로 아래에 움푹 들어간 지점이다. 이 두 경혈을 자극하면 뒷목의 혈액순환이 촉진되어 증상이 개선된다.

늑간신경통, 좌골신경통

특효 경혈 : 내관(内關), 좌골신경점(坐骨神經點), 제1요퇴점(第一腰腿點), 제2요퇴점(第二腰腿點), 양릉천(陽陵泉)

늑간신경통은 손목, 좌골신경통은 손등을 자극한다

가슴의 통증을 개선하는 데는 예로부터 팔에 있는 내관을 많이 사용했다. 내관은 팔의 기능을 조절하는 경락이 있는 경혈로 이곳을 자극하면 가슴으로 자극이 전달되기 때문에 신경의 과민한 반응까지 조절할 수 있다.

좌골신경통을 개선하는 데는 병명과 같은 명칭의 경혈인 좌골신경점이 효과적이다. 여기에 허리의 증상에 효과가 있는 제1요퇴점과 제2요퇴점을 더해 자극한다.

효과적인 경혈자극법

내관은 엄지 지문부분으로 강하게 누르며 주무른다. 이 경혈은 늑간신경통을 개선하는 데 효과가 빠르므로 15~20회 정도 일반적인 지압보다 약간 세게 자극한다.

제1요퇴점과 제2요퇴점도 엄지 지문부분으로 세게 누르며 주무르고, 좌골신경점은 머리핀의 둥근 쪽으로 세게 자극한다. 신경통을 치료할 때는 심한 통증을 순간적으로 잊을 정도로 강한 자극을 주어야 한다.

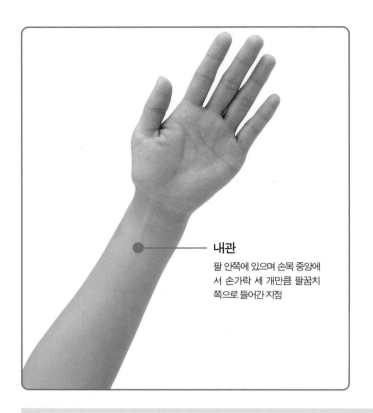

내관

팔 안쪽에 있으며 손목 중앙에서 손가락 세 개만큼 팔꿈치 쪽으로 들어간 지점

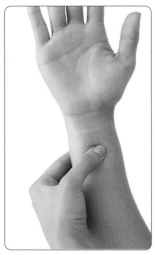

내관의 지압 〈15~20회〉 엄지로 세게 누르며 주무른다.

발저림에 효과적인 경혈

오랜 시간 정좌를 하여 발이 저릴 때는 양릉천을 자극하면 빨리 회복된다. 양릉천은 무릎 아래쪽 바깥 부분에 튀어나온 둥글고 작은 뼈 아래 움푹 들어간 곳이다. 정좌를 하면 이 뼈가 볼록하게 튀어나오므로 쉽게 찾을 수 있다. 정좌를 풀 수 있는 곳에서는 다리를 편하게 하여 검지와 엄지로 무릎을 잡고 검지 지문부분으로 강하게 누른다. 정좌 상태라면 아무 손가락으로나 무조건 세게 누른다.

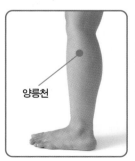

양릉천

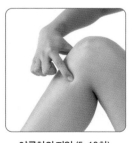

양릉천의 지압 〈5~10회〉

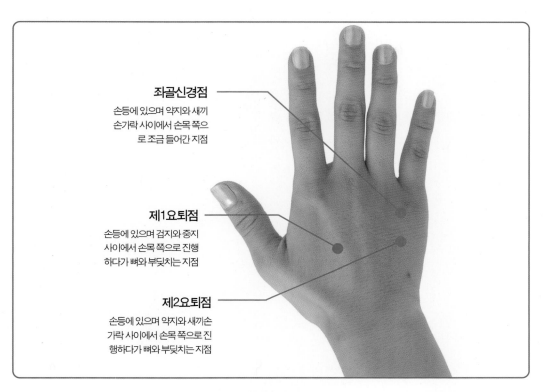

좌골신경점

손등에 있으며 약지와 새끼
손가락 사이에서 손목 쪽으
로 조금 들어간 지점

제1요퇴점

손등에 있으며 검지와 중지
사이에서 손목 쪽으로 진행
하다가 뼈와 부딪치는 지점

제2요퇴점

손등에 있으며 약지와 새끼손
가락 사이에서 손목 쪽으로 진
행하다가 뼈와 부딪치는 지점

근육·관절

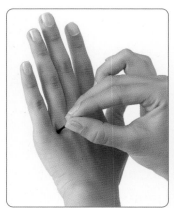

좌골신경점의 자극 〈15회〉 머리핀
의 둥근 부분으로 아플 정도로 세게 누
른다.

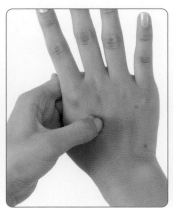

제1요퇴점의 지압 〈5~10회〉 엄지
지문부분을 경혈에 대고 세게 누르며
주무른다.

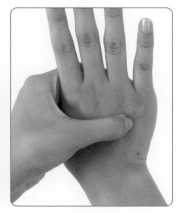

제2요퇴점의 지압 〈5~10회〉 엄지
지문부분을 경혈에 대고 세게 누르며
주무른다.

요통

특효 경혈 : 제1요퇴점(第一腰腿點), 제2요퇴점(第二腰腿點), 중봉(中封), 금문(金門)

허리의 증상은 반드시 손에 있는 경혈을 중심으로 자극한다

한국의 전통적인 경혈요법에 따르면 인체의 각 부분은 손등에 대응하는 경혈이 있어 그 경혈을 자극함으로써 몸의 증상을 개선할 수 있다고 한다.

허리는 손등의 중간쯤 되는 위치에 있는 제1요퇴점과 제2요퇴점에 대응한다. 실제로 요통을 호소하는 환자들의 손등을 눌러보면 이 두 경혈에 강한 반응을 나타내는 경우가 많다. 이곳을 중심으로 하여 발뒤꿈치 주변에 있는 경혈인 중봉과 금문을 함께 자극한다. 이 부분들은 모두 예로부터 허리와 다리의 증상에 자주 사용되었던 경혈이다.

효과적인 경혈자극법

엄지 지문부분을 제1요퇴점과 제2요퇴점에 대고 세게 누르며 주무른다. 중봉도 같은 방법으로 엄지의 지문부분으로 세게 누르며 주무른다. 금문은 엄지의 지문부분을 경혈에 대고 주변을 꼼꼼히 눌러본 후 반응이 가장 민감한 부분을 세게 누르며 주무른다.

94

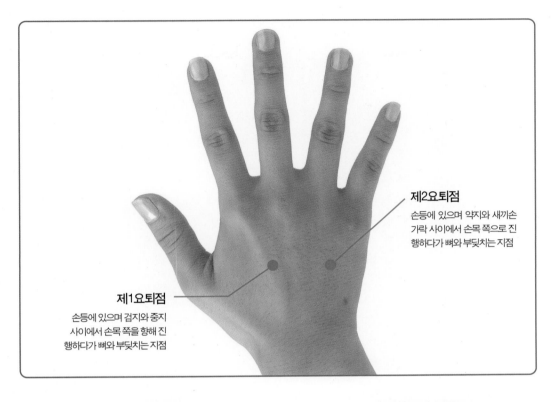

제2요퇴점
손등에 있으며 약지와 새끼손
가락 사이에서 손목 쪽으로 진
행하다가 뼈와 부딪치는 지점

제1요퇴점
손등에 있으며 검지와 중지
사이에서 손목 쪽을 향해 진
행하다가 뼈와 부딪치는 지점

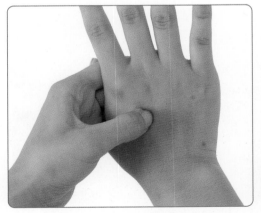

제1요퇴점의 지압 〈5~10회〉 엄지 지문부분을 경혈에 대
고 세게 누르며 주무른다.

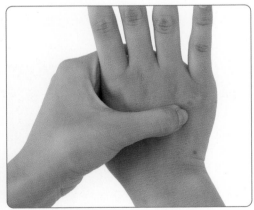

제2요퇴점의 지압 〈5~10회〉 엄지 지문부분을 경혈에 대
고 세게 누르며 주무른다.

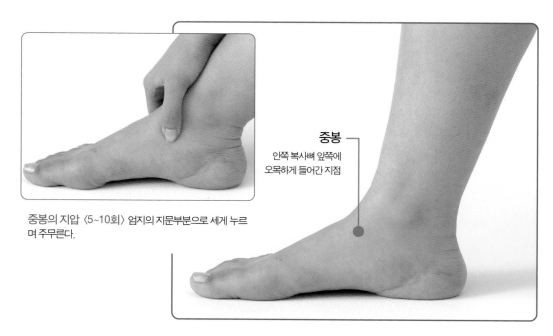

중봉
안쪽 복사뼈 앞쪽에
오목하게 들어간 지점

중봉의 지압 〈5~10회〉 엄지의 지문부분으로 세게 누르
며 주무른다.

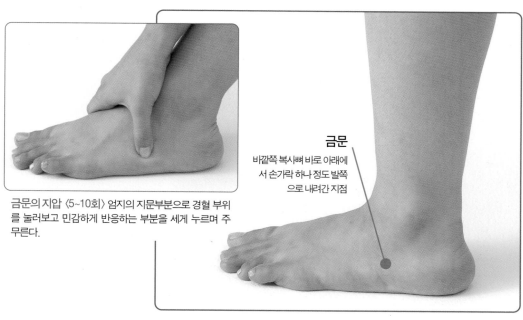

금문
바깥쪽 복사뼈 바로 아래에
서 손가락 하나 정도 발쪽
으로 내려간 지점

금문의 지압 〈5~10회〉 엄지의 지문부분으로 경혈 부위
를 눌러보고 민감하게 반응하는 부분을 세게 누르며 주
무른다.

허리디스크

특효 경혈 : 요양관(腰陽關), 지실(志室), 제1요퇴점(第一腰腿點), 제2요퇴점(第二腰腿點), 중봉(中封)

허리 아랫부분과 허리에 있는 경혈을 자극한다

요양관이라는 경혈은 요추골(허리뼈) 아래쪽에 있는 제5요추와 제1선골 사이에 있다. 이곳은 사람이 일상생활을 하면서 가장 부담을 많이 주는 부위다. 이 때문에 허리디스크를 앓는 대부분의 환자가 이 부위의 통증을 호소한다.

이 경혈과 허리의 증상에 효과가 높은 지실은 허리디스크를 개선하는 데 중요한 경혈이다. 여기에 손에 있는 제1요퇴점과 제2요퇴점, 발뒤꿈치에 있는 경혈인 중봉을 더한다.

효과적인 경혈자극법

허리에 있는 경혈은 먼저 냉습포를 대어 염증을 가라앉힌 후, 누워서 요양관과 지실 주변에 차가운 수건을 대어준다. 이렇게 하여 10분이 지나도 심한 통증이 가시지 않을 때는 다시 한 번 더 식혀준다. 어느 정도 안정이 되면 손의 제1요퇴점과 제2요퇴점을 지압한다. 중봉은 일어설 수 있는 상태가 된 다음에 지압한다.

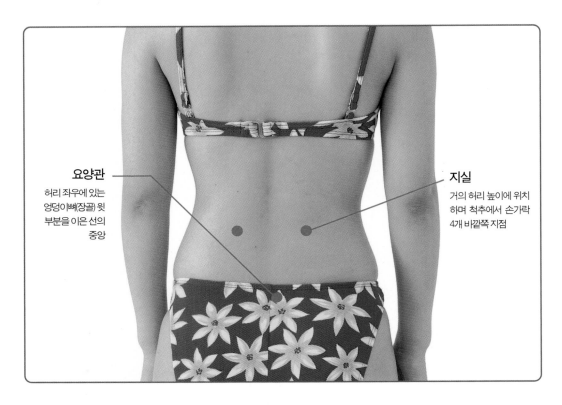

요양관
허리 좌우에 있는
엉덩이뼈(장골) 윗
부분을 이은 선의
중앙

지실
거의 허리 높이에 위치
하며 척추에서 손가락
4개 바깥쪽 지점

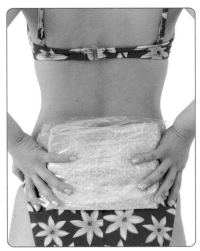

요양관과 지실의 자극 〈10분〉
차가운 수건을 경혈 주위에 대어 준다.

98

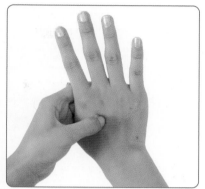

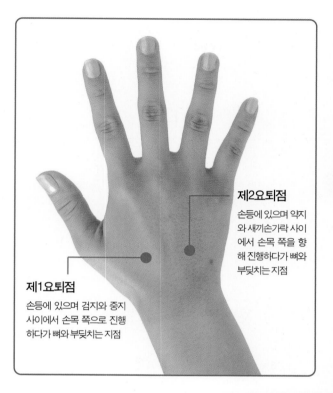

제2요퇴점

손등에 있으며 약지와 새끼손가락 사이에서 손목 쪽을 향해 진행하다가 뼈와 부딪치는 지점

제1요퇴점

손등에 있으며 검지와 중지 사이에서 손목 쪽으로 진행하다가 뼈와 부딪치는 지점

제1요퇴점의 지압 〈5~10회〉 엄지의 지문 부분을 경혈에 대고 세게 누르며 주무른다.

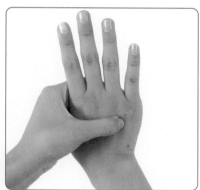

제2요퇴점의 지압 〈5~10회〉 엄지의 지문 부분을 경혈에 대고 세게 누르며 주무른다.

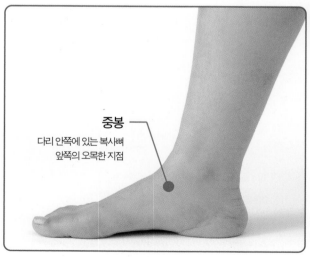

중봉

다리 안쪽에 있는 복사뼈 앞쪽의 오목한 지점

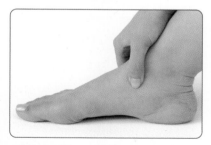

중봉의 지압 〈5~10회〉 엄지의 지문부분으로 세게 누르며 주무른다.

무릎 통증

특효 경혈 : 내슬안(内膝眼), 외슬안(外膝眼), 슬상(膝上), 학정(鶴頂), 양릉천(陽陵泉)

무릎 주위에 있는 경혈을 자극하면 통증이 개선된다

　슬개골 아래쪽 좌우에 내슬안과 외슬안이 있다. 다른 부분보다 조금 들어가 있어 눈처럼 보인다고 해서 경혈 이름에 '안(眼)'이라는 말이 들어갔다. 이곳은 몸통과 다리가 연결되는 지점에서 이어진 대퇴사두근이라는 근육이 연결된 부분이므로 이곳을 자극하면 대퇴사두근이 강화되어 무릎을 지탱하는 기능이 향상된다.

　또한 무릎 주변의 혈액순환을 촉진시켜 무릎을 움직이기 쉬워진다. 여기에 무릎 위에 있는 경혈인 슬상과 근육의 증상에 효과가 높다고 알려진 양릉천을 첨가한다.

효과적인 경혈자극법

　무릎을 따뜻하게 하면 움직이기 훨씬 편해진다. 각 경혈에 시판하는 뜸을 뜨는 방법도 있지만 헤어드라이어를 사용하면 한꺼번에 네 개의 경혈에 열을 가할 수 있다. 무릎 주변을 만져서 손에 열이 느껴질 때까지 온열자극을 해야 효과적이다. 양릉천에는 지압을 시행해도 좋다.

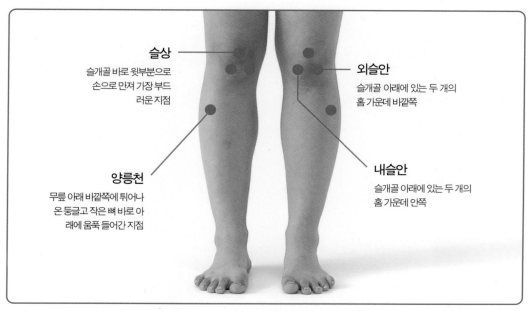

슬상

슬개골 바로 윗부분으로 손으로 만져 가장 부드러운 지점

외슬안

슬개골 아래에 있는 두 개의 홈 가운데 바깥쪽

양릉천

무릎 아래 바깥쪽에 튀어나온 둥글고 작은 뼈 바로 아래에 움푹 들어간 지점

내슬안

슬개골 아래에 있는 두 개의 홈 가운데 안쪽

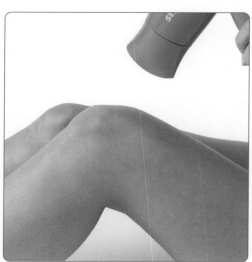

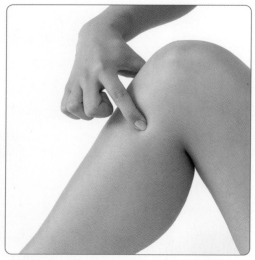

내슬안, 외슬안, 슬상의 자극 〈따뜻해질 때까지〉 헤어드라이어로 세 개의 경혈 주위가 따끈따끈해질 때까지 열을 가한다. 이때 헤어드라이어를 너무 가까이 대어 화상을 입지 않도록 주의한다.

양릉천의 지압 〈5~10회〉 엄지와 검지의 지문부분으로 경혈을 잡고 검지로 세게 누르며 주무른다.

쥐가 날 때, 발의 피로

특효 경혈 : 양릉천(陽陵泉), 족삼리(足三里), 신궐(神闕)

근육에 관련된 증상에 효과가 높은 경혈이 무릎 바로 아래에 있다

무릎 바로 아래에 있는 양릉천은 근육에 관련된 다양한 증상에 효과적인 경혈로써 예전부터 사용되어 왔는데, 특히 다리에 쥐가 났을 때 이 부분을 자극하면 빠른 효과를 얻을 수 있다.

발의 피로에는 양릉천 외에 다리를 건강하게 만드는 족삼리를 자극하고, 여기에 하반신의 혈액순환을 촉진하기 위해 배에 있는 신궐을 더한다.

효과적인 경혈자극법

양릉천은 이쑤시개를 10개 정도 묶어 그 끝부분으로 자극해도 효과적이지만 한밤중에 다리에 쥐가 났을 때는 자신의 손으로 이 부분을 누르면 된다. 엄지와 검지로 무릎을 끼우듯 잡고 세게 누른다. 다리의 피로를 풀기 위한 목적일 때는 편안한 기분으로 누르며 자극한다.

족삼리는 양릉천과 같은 방법으로 지압하든지 아니면 검지, 중지, 약지 세 손가락으로 누른다. 신궐은 헤어드라이어를 사용하여 배가 따끈따끈해질 때까지 바람을 쐬어준다.

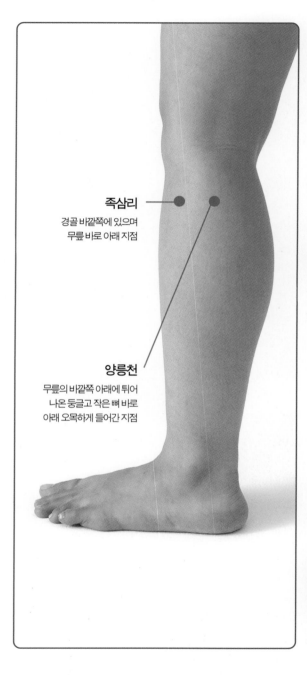

족삼리
경골 바깥쪽에 있으며
무릎 바로 아래 지점

양릉천
무릎의 바깥쪽 아래에 튀어
나온 둥글고 작은 뼈 바로
아래 오목하게 들어간 지점

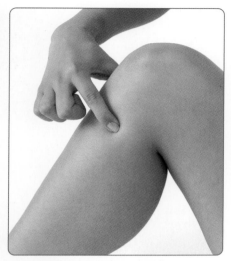

양릉천의 지압 〈5~10회〉 엄지와 검지로 무릎을
끼워 넣듯 잡고 검지의 지문부분으로 세게 누르며 주
무른다. 다리에 쥐가 났을 때 빠른 효과를 얻을 수 있
다. 다리의 피로를 풀 때는 기분이 좋아질 때까지 지압
한다.

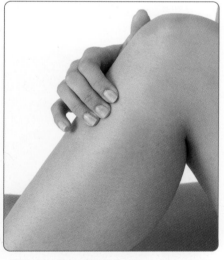

족삼리의 지압 〈기분이 좋아질 때까지〉 검지, 중
지, 약지 세 손가락의 지문부분으로 누르며 주무른다.

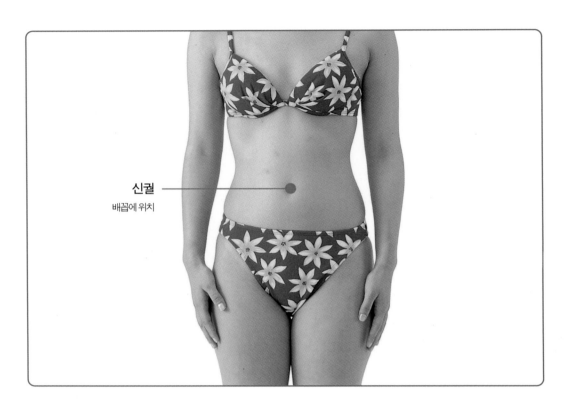

신궐
배꼽에 위치

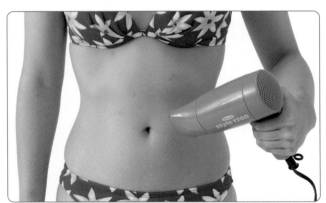

신궐의 자극 〈따뜻해질 때까지〉 헤어드라이어로 경혈 주변이 따끈따끈해질
때까지 열을 가한다. 이때 헤어드라이어를 너무 가까이 대어 화상을 입지 않도록
주의한다.

손저림, 팔꿈치 통증

특효 경혈 : 수삼리(手三里), 곡지(曲池), 호금촌(虎金寸), 팔풍(족)(八風(足)), 팔사(수)(八邪(手))

팔꿈치에 있는 두 개의 명혈을 자극하면 증상을 완화할 수 있다

10개의 명혈에서 소개한 수삼리(18쪽 참조)는 팔꿈치 바로 아래에 있는 경혈로 이곳을 자극하면 직접 팔꿈치에 자극을 주어 손과 팔꿈치에 나타나는 여러 증상을 개선하는 데 도움이 된다.

수삼리가 증상을 치료하는 데 가장 중요한 경혈이지만 수삼리에서 팔꿈치 쪽으로 들어가 주름이 진 곳의 끝부분에 있는 곡지도 손과 팔꿈치의 증상을 치료하는 명혈 가운데 하나로 알려져 있다. 손저림은 목뼈에 이상이 생겨 나타나기도 하는데 이런 경우에도 이 두 개의 경혈이 효과적이다.

효과적인 경혈자극법

수삼리 주변을 눌러보면 손가락까지 자극이 전해지는 부분이 있다. 그곳에 엄지의 지문부분을 대고 세게 누르며 문지르고, 곡지도 엄지의 지문부분으로 세게 누르며 문지른다. 이 두 개의 경혈을 자극하면 증상이 점차 가벼워진다.

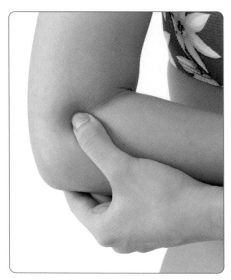

곡지의 지압 〈5~10회〉 엄지 지문부분으로 세게 누르며 문지른다.

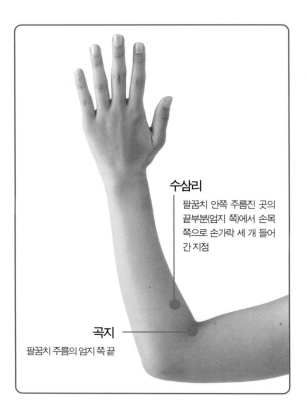

수삼리
팔꿈치 안쪽 주름진 곳의 끝부분(엄지 쪽)에서 손목 쪽으로 손가락 세 개 들어 간 지점

곡지
팔꿈치 주름의 엄지 쪽 끝

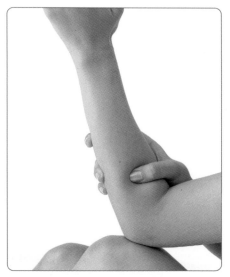

수삼리의 지압 〈5~10회〉 경혈 주변을 눌러보고 자극이 손가락 끝까지 전달되는 지점을 엄지 지문부분으로 세게 누르며 주무른다.

관절 류머티즘에 효과적인 경혈

관절 류머티즘을 앓는 환자는 의사의 치료를 받으면서 아침, 저녁 두 차례 경혈자극을 실시하면 통증을 완화할 수 있다. 손이나 팔 관절에 증상이 나타날 때는 손의 엄지 연결부위와 제1관절 사이에서 검지 쪽으로 약간 치우쳐서 위치하는 호금촌과 다섯 손가락 사이에 있는 팔사를 이쑤시개 다발로 자극한다. 발에 이런 증상이 나타날 때는 다섯 발가락 사이에 있는 팔풍을 같은 방법으로 자극한다.

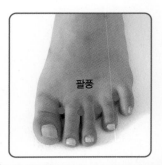
팔풍

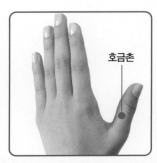
호금촌

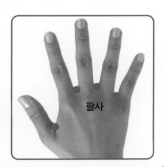
팔사

가슴 두근거림, 숨가쁨

특효 경혈 : 내관(內關), 심포구(心包區), 제1천생족(第一泉生足), 제2천생족(第二泉生足), 전중(膻中)

효과가 높은 손목의 경혈과 손바닥의 지대

의사의 진단 결과가 심장이나 호흡기에 이상이 없다고 나왔다면 가슴 두근거림이나 숨가쁨 등의 증상이 나타나더라도 너무 걱정하지 않아도 된다. 하지만 심장은 불안이나 스트레스 등에 민감하게 반응하는 장기다.

손목에 있는 내관과 손바닥에 있는 심포구 지대는 심장의 움직임에 관계하는 경혈로 가슴 두근거림과 숨가쁨에 대단히 효과적이다. 여기에 발가락 뒷부분에 있는 제1천생족과 제2천생족 그리고 가슴에 있는 전중을 더한다. 전중은 위의 증상이 스트레스가 원인이 되어 나타날 때 특히 효과가 높다.

효과적인 경혈자극법

엄지 지문부분으로 내관을 지압하고, 심포구를 마사지한다. 두 경혈 모두 편안한 마음으로 자극한다. 전중은 양손의 검지, 중지, 약지 세 손가락으로 천천히 누르며 주무른다. 제1천생족과 제2천생족에는 은단이나 쌀알을 붙여둔다.

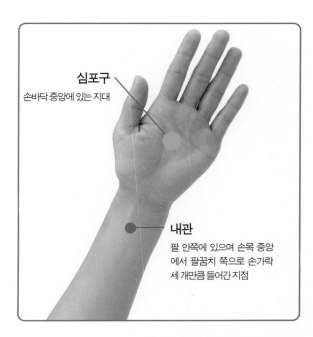

심포구
손바닥 중앙에 있는 지대

내관
팔 안쪽에 있으며 손목 중앙
에서 팔꿈치 쪽으로 손가락
세 개만큼 들어간 지점

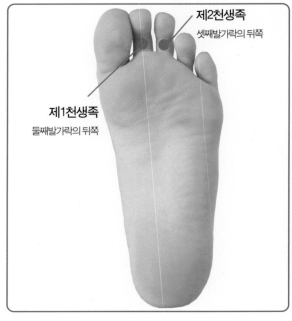

제2천생족
셋째발가락의 뒤쪽

제1천생족
둘째발가락의 뒤쪽

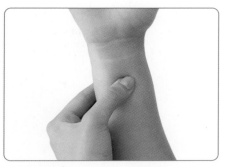

내관의 지압 〈5~10회〉 엄지 지문부분으로 누른다.
편안한 기분으로 누르면 효과가 커진다.

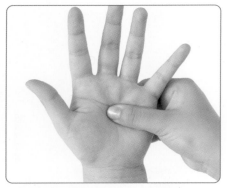

심포구의 마사지 〈1~2분〉 엄지 지문부분으로 지
대 안을 원을 그리듯 누른다. 이곳도 편안한 마음으로
마사지를 실시한다.

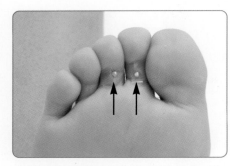

제1천생족, 제2천생족의 자극 〈하루 이상〉 반창
고에 은단을 고정시켜 경혈에 붙여둔다.

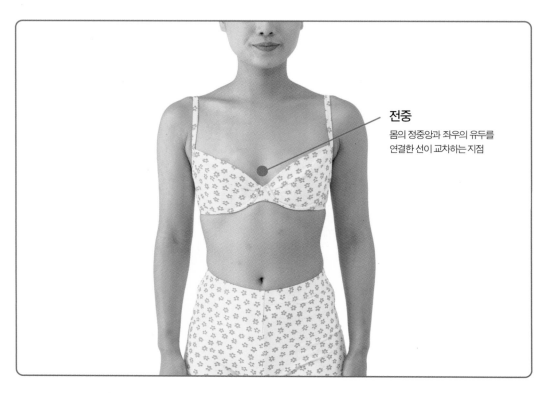

전중
몸의 정중앙과 좌우의 유두를
연결한 선이 교차하는 지점

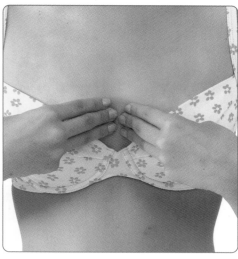

전중의 지압 〈5~10회〉 양손의 검지, 중지, 약지의 지문부분을 경혈
에 대고 원을 그리듯 천천히 누르며 주무른다.

110

기침, 가래

특효 경혈 : 태연(太淵), 척택(尺澤), 대추(大椎), 해천점(咳喘點), 치천(治喘)

호흡기 질환에 효과가 있는 손목의 경혈을 중심으로 치료한다

손목에 있는 태연은 호흡기 질환을 조절하는 경락 위에 있는 경혈로 호흡기와 관련한 전반적인 증상에 사용되지만 특히 기침을 멎게 하는 데 효과가 높다. 팔꿈치에 있는 척택은 목의 증상에 주로 사용되는 경혈이고, 목덜미와 상체의 연결부분에 있는 대추와 치천은 기도에 영향을 주는 경혈이다. 여기에 심한 기침에 특히 효과가 높은 경혈인 손바닥에 있는 해천점을 더한다.

또한 기침은 건조하면 더욱 심해지므로 실내의 습도가 낮을 때는 젖은 수건을 걸어두거나, 물을 끓이는 방법으로 건조하지 않게 한다. 가래를 잘 나오게 하려면 수분을 충분히 공급해야 한다.

효과적인 경혈자극법

태연, 해천점, 대추, 치천은 헤어드라이어로 경혈 주위가 따뜻해질 때까지 열을 가한다. 척택은 엄지 지문부분으로 지압한다.

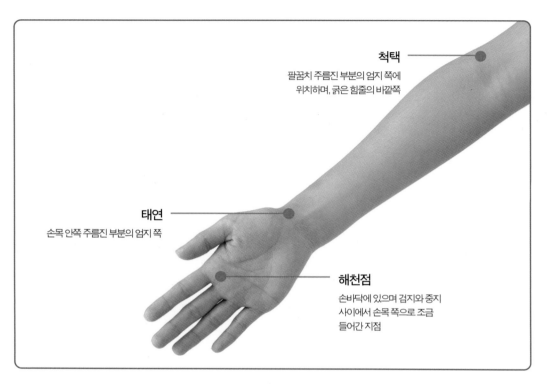

척택
팔꿈치 주름진 부분의 엄지 쪽에
위치하며, 굵은 힘줄의 바깥쪽

태연
손목 안쪽 주름진 부분의 엄지 쪽

해천점
손바닥에 있으며 검지와 중지
사이에서 손목 쪽으로 조금
들어간 지점

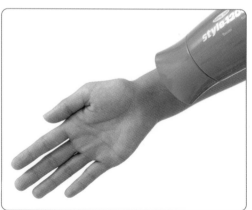

태연, 해천점의 자극 〈따뜻해질 때까지〉 헤어드라이어
로 경혈 주위가 따뜻해질 때까지 열을 가한다. 이때 헤어드라
이어를 너무 가까이 대어 화상을 입지 않도록 주의한다.

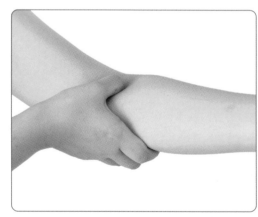

척택의 지압 〈5~10회〉 엄지의 지문부분으로 누른다.

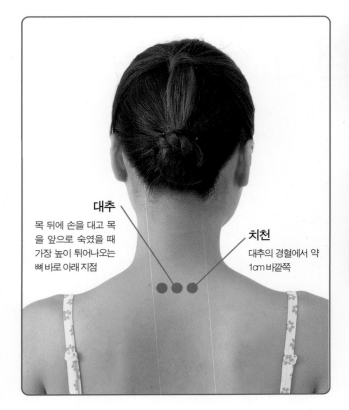

대추
목 뒤에 손을 대고 목
을 앞으로 숙였을 때
가장 높이 튀어나오는
뼈 바로 아래 지점

치천
대추의 경혈에서 약
1cm 바깥쪽

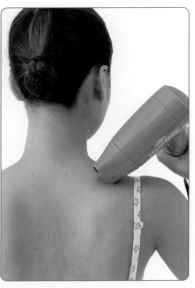

전신

대추, 치천의 자극 〈따뜻해질 때까지〉
태연, 해천점과 마찬가지로 두 개의 경혈을 중
심으로 주변이 따뜻해질 때까지 헤어드라이어
로 열을 가한다.

기관지천식으로 발작을 일으킬 때

기관지천식으로 발작이 생겼을 때는 앉은 자세에서 몸을 앞으로 굽히면 호흡이 편해진다(기좌호흡이
라고 한다). 이불을 둥글게 말아서 그 위에 엎드린 자세도 좋다. 발작이 심하고 호흡하기가 아주 곤란
할 때는 입원치료가 필요하다.
천식은 알레르기 체질인 사람이 걸리기 쉬우며, 집 먼지나 진드기가 원인이 되는 경우도 많으므로 경
혈요법과 함께 집 안을 꼼꼼하게 청소하는 등 주변 환경을 청결하게 유지해야 한다.

위통, 위경련, 식욕부진

특효 경혈 : 신궐(神闕), 천추(天樞), 위장점(胃腸點), 족삼리(足三里)

배에 있는 경혈에 손발의 경혈을 더하면 효과 만점이다

배에 있는 경혈인 신궐과 천추는 배의 상태를 조절하는 효과가 높다. 이 두 경혈을 자극하면 위의 움직임이 안정되므로 소화기능이 원활해지고, 위통이나 위경련 등의 증상이 해소되어 식욕이 좋아진다. 신궐이란 배꼽을 가리키는 경혈 명칭이고, 천추는 배꼽 옆에 위치하는 경혈이다.

손바닥에 있는 위장점은 명칭에서도 알 수 있듯이 위와 관련된 증상에 효과적인 경혈이고, 족삼리도 오래전부터 위장증상에 사용된 경혈이다. 또한 위는 스트레스의 영향을 받기 쉬우므로 경혈요법과 함께 기분을 전환할 수 있는 방법을 모색하는 일도 중요하다.

효과적인 경혈자극법

신궐과 천추는 헤어드라이어로 따뜻해질 때까지 열을 가한다. 위통점은 머리핀의 둥근 쪽으로 세게 누르고, 족삼리는 검지, 중지, 약지 세 손가락으로 지압한다.

114

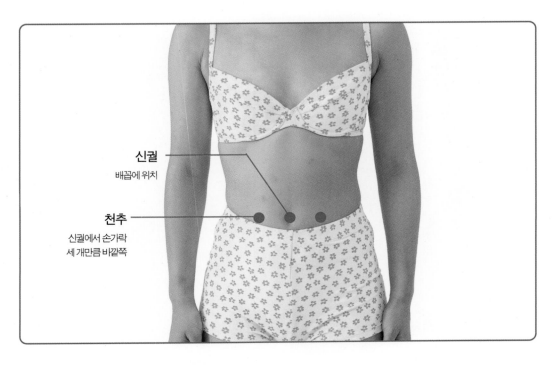

신궐
배꼽에 위치

천추
신궐에서 손가락
세 개만큼 바깥쪽

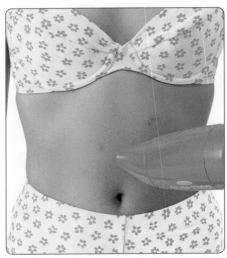

신궐과 천추의 자극 〈따뜻해질 때까지〉 헤어드라이어로 두 경혈 주위가 따뜻해질 때까지 열을 가한다. 이때 헤어드라이어를 너무 가까이 대어 화상을 입지 않도록 주의한다.

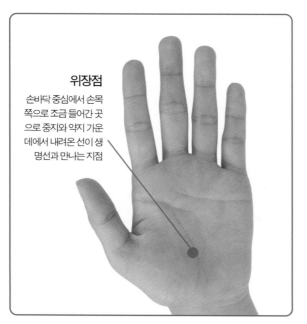

위장점
손바닥 중심에서 손목
쪽으로 조금 들어간 곳
으로 중지와 약지 가운
데에서 내려온 선이 생
명선과 만나는 지점

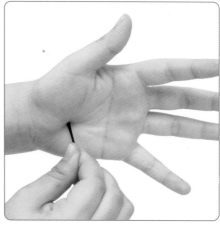

위장점의 자극 〈15회〉 머리핀의 둥근 쪽으로 세게
누른다.

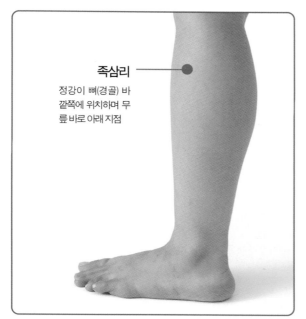

족삼리
정강이 뼈(경골) 바
깥쪽에 위치하며 무
릎 바로 아래 지점

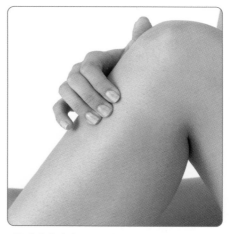

족삼리의 지압 〈5~10회〉 검지, 중지, 약지 세 손가
락의 지문부분으로 누른다.

116

메슥거림, 가슴 통증

특효 경혈 : 제2여태(第二厲兌), 제3여태(第三厲兌), 족삼리(足三里), 장문(章門)

발가락과 정강이에 있는 경혈을 자극하면 통증이 가라앉는다

둘째발가락에 있는 제2여태는 메슥거림에 효과가 있는 경혈이다. 위의 활동을 조절하는 경락이 둘째발가락에서 시작되기 때문에 이 발가락을 자극하면 위의 증상이 개선된다. 특히 숙취나 폭음, 폭식으로 발생하는 메슥거림에 좋다.

한편 위통은 위산이 과다 분비되어 공복 때 일어나는 통증과 반대로 위산이 적게 분비되어 식후에 생기는 통증으로 나눌 수 있다. 위산과다로 발생하는 위통은 셋째발가락에 있는 제3여태가, 위산결핍으로 발생하는 위통은 족삼리가 효과적이다.

효과적인 경혈자극법

메슥거림과 위산과다에서 발생하는 위통일 때는 강하게 자극하고, 위산결핍으로 발생하는 위통일 때는 약하게 자극한다. 따라서 제2여태와 제3여태는 머리핀의 둥근 쪽으로 세게 누르고 족삼리는 검지, 중지, 약지 세 손가락의 지문부분으로 가볍게 누른다.

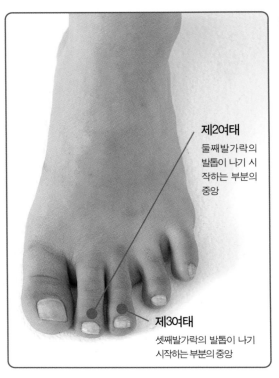

제2여태
둘째발가락의 발톱이 나기 시작하는 부분의 중앙

제3여태
셋째발가락의 발톱이 나기 시작하는 부분의 중앙

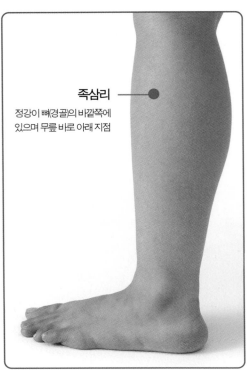

족삼리
정강이 뼈(경골)의 바깥쪽에 있으며 무릎 바로 아래 지점

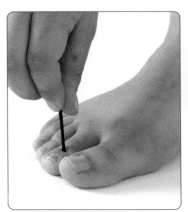

제2여태의 자극 〈15회〉 머리핀의 둥근 쪽으로 세게 누른다.

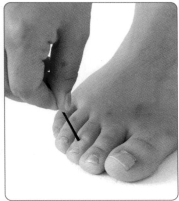

제3여태의 자극 〈15회〉 머리핀의 둥근 쪽으로 세게 누른다.

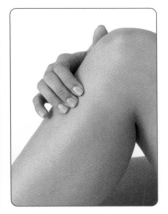

족삼리의 지압 〈5~10회〉 검지, 중지, 약지 세 손가락의 지문부분으로 약하게 누른다.

딸꾹질에 효과적인 경혈

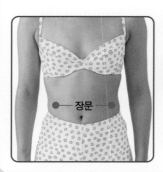

장문

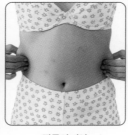

장문의 지압

딸꾹질은 횡격막(가슴과 배 사이에 있는 막)의 경련으로 발생한다. 배꼽보다 조금 높은 옆구리 쪽에 있는 장문을 세 손가락과 엄지로 잡는다. 장문을 자극하면 직접 횡격막까지 전달되므로 딸꾹질이 멈춘다.

설사, 복통

특효 경혈 : 신궐(神闕), 천추(天樞), 설사점(泄瀉點), 족삼리(足三里), 수삼리(手三里)

배, 다리, 손에 있는 명혈로 치료한다

배에 있는 신궐과 천추는 배의 활동을 조절하는 작용을 하는 경혈이다. 정강이에 있는 족삼리와 팔꿈치 근처에 있는 수삼리도 소화기에 효과적인 경혈이고, 특히 설사점은 설사를 개선하는 데 사용되는 경혈이다. 이 경혈들을 조합함으로써 좀더 높은 효과를 얻을 수 있다.

효과적인 경혈자극법

전문적으로 복통을 치료할 때 자주 사용하는 방법이 소금뜸이다. 이것은 배꼽 경혈에 굵은 소금을 소복이 올려놓고, 그 위에서 뜸을 뜬 다음 소금이 떨어지지 않도록 반창고로 고정시켜두는 방법이다. 효과가 높은 방법이기는 하지만 비전문가가 하기에는 어려우므로 가정에서는 따뜻하게 해주어야 하는 모든 경혈에 헤어드라이어를 이용하면 간편하다.

다만 충수염 등 염증에서 오는 복통이나 설사는 배를 따뜻하게 해주면 오히려 증상이 악화된다. 처음에는 가볍던 증상이 점점 악화될 때는 의료 기관에서 진찰을 받는다.

120

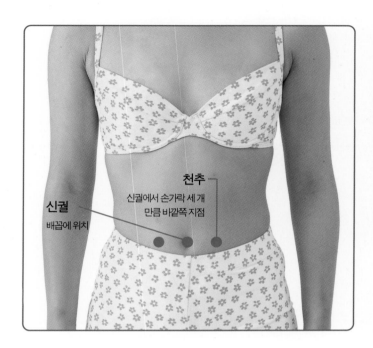

천추
신궐에서 손가락 세 개
만큼 바깥쪽 지점

신궐
배꼽에 위치

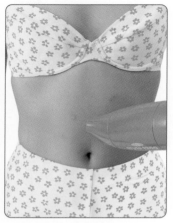

신궐과 천추의 자극 〈따뜻해질 때
까지〉 헤어드라이어로 두 경혈을 중심
으로 주변이 따뜻해질 때까지 열을 가
한다. 이때 헤어드라이어를 너무 가까
이 대어 화상을 입지 않도록 주의한다.
족삼리, 수삼리, 설사점도 같은 방법으
로 헤어드라이어로 열을 가한다.

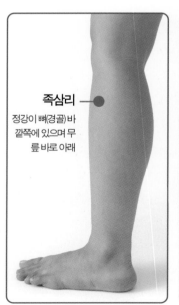

족삼리
정강이 뼈(경골)바
깥쪽에 있으며 무
릎 바로 아래

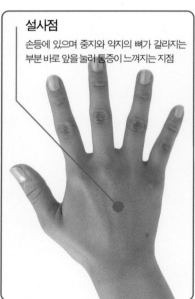

설사점
손등에 있으며 중지와 약지의 뼈가 갈라지는
부분 바로 앞을 눌러 통증이 느껴지는 지점

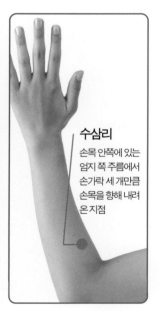

수삼리
손목 안쪽에 있는
엄지 쪽 주름에서
손가락 세 개만큼
손목을 향해 내려
온 지점

변비

특효 경혈 : 제2이간(第二二間), 은백(隱白), 여태(厲兌), 지음(至陰)

손에 있는 경혈을 자극하여 변통을 좋게 한다

3~4일에 한 번밖에 배변을 하지 못해도 정상인 사람도 있지만 매일 배변을 해도 충분히 변을 보지 못한 느낌(후중감)이 남거나, 딱딱하고 동글동글한 변이 나온다면 변비로 생각하고 경혈요법을 시행한다.

검지의 연결부분에 있는 제2이간은 변비에 빠른 효과를 나타낸다. 변비가 있는 사람은 이 부분을 누르면 통증을 느끼는데, 편식을 하는 사람은 좌우의 통증에 차이가 난다. 예컨 대 왼쪽 손에 강한 통증을 느끼는 사람은 동물성 식품의 과다섭취이고, 오른손의 통증이 강하게 느껴지는 사람은 식물성 식품의 과다섭취다.

따라서 경혈자극과 함께 균형 있게 식사하는 일도 중요하다. 또한 발가락에 있는 은백, 여태, 지음에는 장의 활동을 조절하는 작용이 있으므로 이 부분을 자극하면 변비와 설사에 모두 효과가 있다.

122

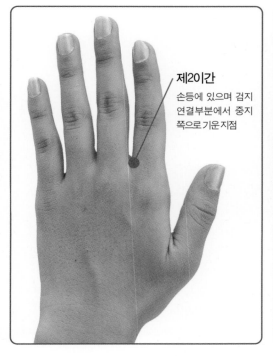

제2이간
손등에 있으며 검지
연결부분에서 중지
쪽으로 기운 지점

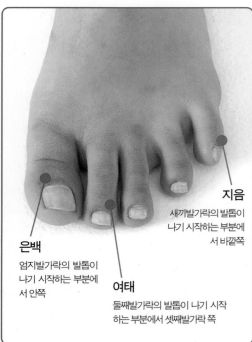

지음
새끼발가락의 발톱이
나기 시작하는 부분에
서 바깥쪽

은백
엄지발가락의 발톱이
나기 시작하는 부분에
서 안쪽

여태
둘째발가락의 발톱이 나기 시작
하는 부분에서 셋째발가락 쪽

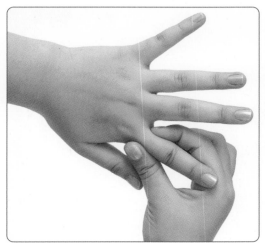

제2이간의 지압 〈5~10회〉 엄지와 검지로 잡아 엄지 지문부
분으로 누르며 주무른다.

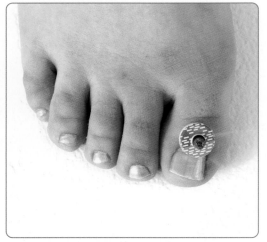

은백의 자극 〈3회〉 시판하는 뜸을 사용한다. 여태와 지음도
같은 방법으로 뜸을 떠서 자극한다.

효과적인 경혈자극법

제2이간은 엄지와 검지로 잡고 누르며 문지른다. 은백, 여태, 지음에는 시판하는 뜸을 사용하여 뜸을 뜬다.

이런 변비는 주의한다

생활습관에 문제가 있어 발생하는 변비는 그다지 걱정할 필요가 없지만 간혹 질병 때문에 변비가 발생하는 경우도 있다. 이 가운데 특히 주의해야 하는 병이 대장암이다. 대장에 암이 생기면 변이 지나는 통로가 좁아져 변비가 되거나, 변이 가늘어지기 때문이다.

대장암이 의심될 때 가장 먼저 실시하는 검사는 변 속에 피가 섞여 있는지를 알아보는 변의 잠혈반응 검사다. 이 검사를 정기적으로 받지 않은 사람은 반드시 병원을 찾아 대장암 가능성 여부를 진단받아야 한다.

이외에도 위하수나 위, 십이지장궤양 또는 치질 등 소화기관의 질병, 담관이나 담낭의 질병, 난소낭종이나 자궁근종 같은 부인병 등 변비의 원인이 다양하므로 서둘러 변비의 원인을 병원에서 확인한다.

치질

특효 경혈 : 회음점(會陰點), 백회(百會), 공최(孔最), 도도(陶道)

모든 치질 증상에 효과적인 손가락에 있는 경혈

치질은 항문에 생기는 병으로 항문이나 그 안에 있는 정맥이 부어오르거나, 항문이 파열되거나 곪는 등 그 종류가 다양하다. 이런 모든 형태의 치질에 효과가 있는 경혈이 손가락에 있는 회음점이다. 회음이란 항문과 외부 성기 사이를 가리키는데 이 부위의 상태를 조절하는 작용을 하는 경혈이 회음점이다. 이 경혈을 자극하면 항문 주변의 근육을 조여주고 혈액순환을 촉진하여 치질의 모든 증상이 완화된다.

회음점과 함께 머리 정수리에 있는 백회를 자극하면 효과가 높아진다. 백회는 예로부터 치질증상을 개선하는 데 사용해온 경혈이다. 출혈량이 많을 때는 팔꿈치 안쪽에 있는 경혈인 공최를 자극하고, 통증이 아주 심할 때는 등에 있는 도도를 더한다.

효과적인 경혈자극법

회음점, 공최, 도도는 헤어드라이어로 이 부분이 따뜻해질 때까지 열을 가한다. 백회는 머리핀의 둥근 쪽으로 세게 누른다.

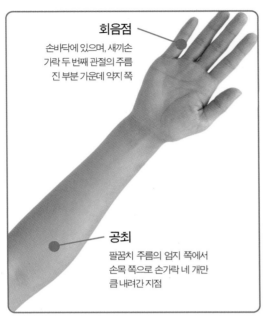

회음점
손바닥에 있으며, 새끼손가락 두 번째 관절의 주름진 부분 가운데 약지 쪽

공최
팔꿈치 주름의 엄지 쪽에서 손목 쪽으로 손가락 네 개만큼 내려간 지점

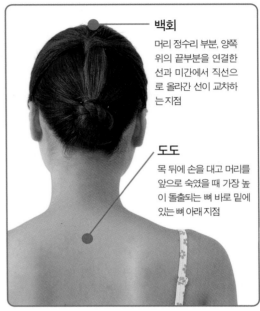

백회
머리 정수리 부분, 양쪽 위의 끝부분을 연결한 선과 미간에서 직선으로 올라간 선이 교차하는 지점

도도
목 뒤에 손을 대고 머리를 앞으로 숙였을 때 가장 높이 돌출되는 뼈 바로 밑에 있는 뼈 아래 지점

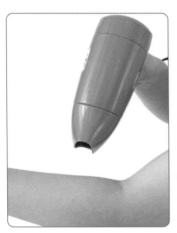

공최의 자극 〈따뜻해질 때까지〉 헤어드라이어로 경혈 주변이 따뜻해질 때까지 열을 가한다. 회음점도 같이 데워준다. 이때 헤어드라이어를 너무 가까이 대어 화상을 입지 않도록 주의한다.

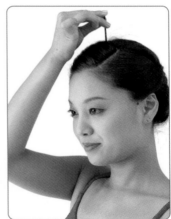

백회의 자극 〈15회〉 머리핀의 둥근 쪽으로 세게 자극한다.

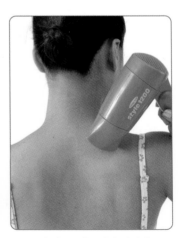

도도의 자극 〈따뜻해질 때까지〉 헤어드라이어로 경혈 주변이 따뜻해질 때까지 열을 가한다. 이때 헤어드라이어를 너무 가까이 대어 화상을 입지 않도록 주의한다.

멀미, 숙취

특효 경혈 : 제2여태(第二厲兌), 대돈(大敦), 수심(手心), 신문(神門)

멀미와 숙취에 모두 효과가 있는 발가락의 경혈

멀미나 경혈 모두 구토 증세를 동반하므로 구토를 억제하는 효과가 있는 경혈을 자극한다. 가장 중요한 경혈이 둘째발가락에 있는 제2여태이다. 이 경혈은 위와 간장의 활동을 조절하는 작용이 있으므로 이곳을 자극하면 간장에서 알코올을 해독하는 작용도 촉진된다.

엄지발가락에 있는 대돈, 손에 있는 수심과 신문도 효과가 높은 경혈이다. 수심을 자극하면 불안감이 없어진다.

효과적인 경혈자극법

제2여태는 머리핀의 둥근 쪽으로 누르고, 대돈은 이쑤시개를 10개 정도 묶어 그 끝부분으로 자극한다. 머리핀이나 이쑤시개가 없을 때는 반대쪽 발로 경혈을 세게 밟아도 좋다. 좁은 차 안에서는 이와 같은 방법으로 자극할 수 있다.

수심은 마사지를 하고, 신문은 지압을 하는데 수심을 마사지할 때는 메슥거리기 시작할 때 곧바로 시작하여 속이 편해질 때까지 계속한다.

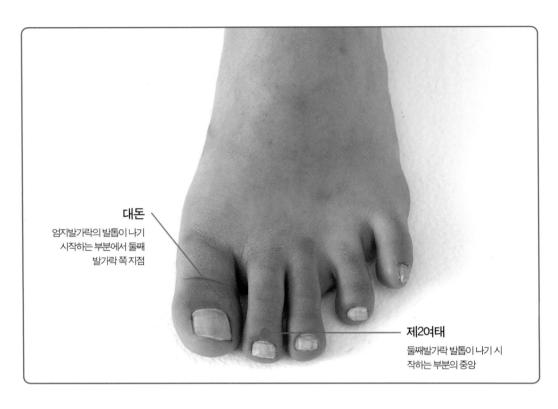

대돈
엄지발가락의 발톱이 나기
시작하는 부분에서 둘째
발가락 쪽 지점

제2여태
둘째발가락 발톱이 나기 시
작하는 부분의 중앙

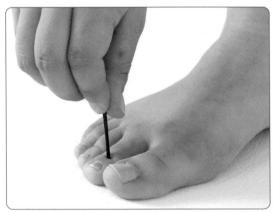

제2여태의 자극 〈15회〉 머리핀의 둥근 쪽으로 세게 누른다.

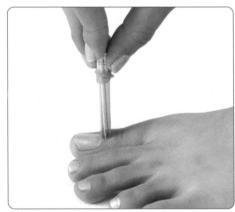

대돈의 자극 〈15회〉 이쑤시개를 10개 정도 묶어서 그
끝부분으로 누른다.

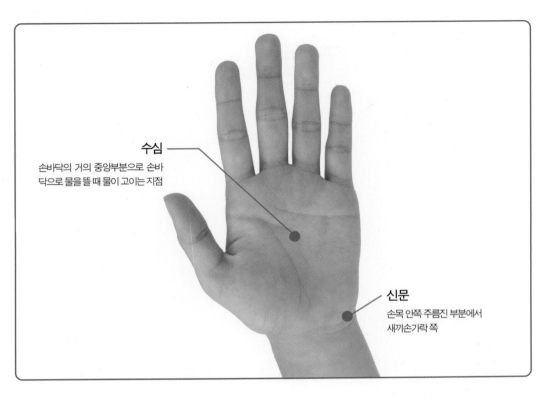

수심
손바닥의 거의 중앙부분으로 손바닥으로 물을 뜰 때 물이 고이는 지점

신문
손목 안쪽 주름진 부분에서 새끼손가락 쪽

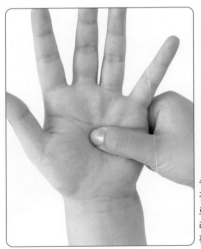

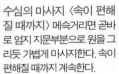

신문의 지압 〈5~10회〉
엄지와 검지로 잡고 엄지 지문부분으로 천천히 누르며 주무른다.

수심의 마사지 〈속이 편해질 때까지〉 메슥거리면 곧바로 엄지 지문부분으로 원을 그리듯 가볍게 마사지한다. 속이 편해질 때까지 계속한다.

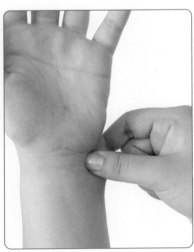

전신

피로, 나른함

특효 경혈 : 족삼리(足三里), 은백(隱白), 여태(厲兌), 용천(湧泉)

효과가 높은 경혈은 발에 집중되어 있다

정강이에 있는 족삼리는 예로부터 건강을 유지하는 데 많이 사용했던 경혈이다. 여기에 발가락에 있는 여태와 은백, 발바닥에 있는 용천을 더한다.

최근 저녁형 생활을 하는 사람이 증가함에 따라 우리 몸의 생리적 리듬이 깨져 그 결과 전날 쌓인 피로를 완전히 회복하기가 어려워졌다. 경혈자극과 함께 일찍 자고 일찍 일어나는 등 생활습관을 개선하는 노력도 중요하다.

효과적인 경혈자극법

족삼리는 세 손가락으로 누른다. 지압하는 횟수는 5~10회를 기준으로 하되 이 정도로 피로가 풀리지 않을 때는 경혈 주변에 있는 근육이 풀리는 듯한 느낌이 들 때까지 천천히 마사지한다.

여태와 은백은 엄지와 검지로 발가락 양쪽을 잡아 세게 누르며 주무른다. 발가락에 있는 경혈은 머리핀이나 이쑤시개로 자극한다. 용천을 주먹을 쥐고 리드미컬하게 두드린다.

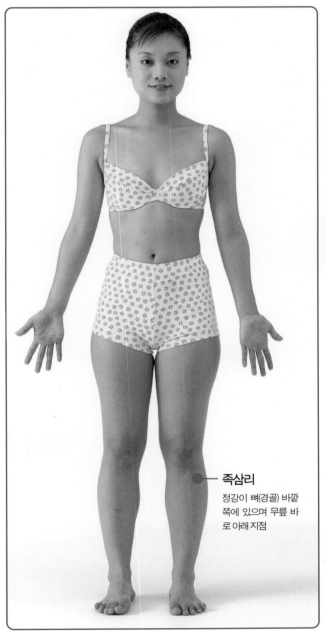

족삼리
정강이 뼈(경골) 바깥
쪽에 있으며 무릎 바
로 아래 지점

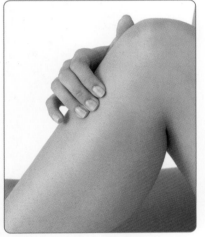

족삼리의 마사지 〈1~2분〉 검지, 중지, 약지
세 손가락의 지문부분으로 누른다. 이렇게 해도
피로가 가시지 않을 때는 경혈 주변이 부드러워
질 때까지 지압한다.

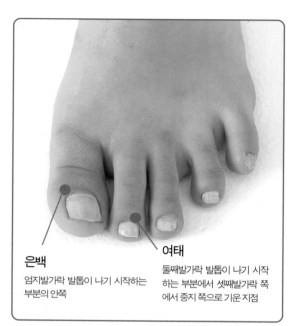

은백
엄지발가락 발톱이 나기 시작하는
부분의 안쪽

여태
둘째발가락 발톱이 나기 시작
하는 부분에서 셋째발가락 쪽
에서 중지 쪽으로 기운 지점

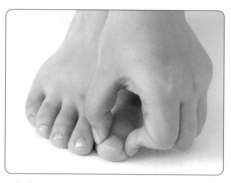

은백의 지압 〈5~10회〉 엄지와 검지 지문부분으로
엄지발가락 발톱의 양쪽을 잡고 세게 누르며 주무른다.

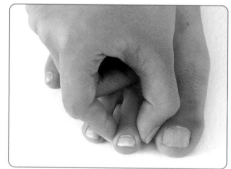

여태의 지압 〈5~10회〉 엄지와 검지 지문부분으로
둘째발가락 발톱의 양쪽을 잡고 세게 누르며 주무른다.

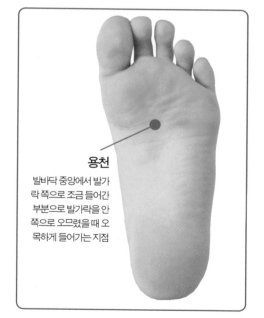

용천
발바닥 중앙에서 발가
락 쪽으로 조금 들어간
부분으로 발가락을 안
쪽으로 오므렸을 때 오
목하게 들어가는 지점

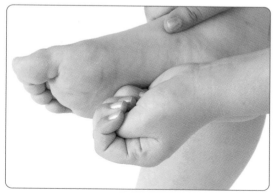

용천의 자극 〈50~100회〉 주먹을 쥐고 리드미컬하게 두드린다.

간장과 관련된 질병을 확인한다

간장과 관련된 질병은 초기에는 특징적인 증상이 거의 없다. 쉽게 피곤하고, 몸이 나른하며, 식욕이 없는 등 다른 병에서도 흔히 나타나는 상태가 지속된다. 그러므로 피로나 나른함이 오래 지속될 때는 가볍게 생각하지 말고 의료 기관에서 진찰하여 원인을 확인한다. 증상이 없더라도 1년에 한 번 정도 건강검진을 받아 간장의 기능을 점검하는 것이 이상적이다.

또한 과음, 영양부족, 과식, 지방 과다섭취, 수면부족 등은 간장에 손상을 줄 수 있으므로 자신의 생활을 되돌아보길 바란다. 특히 최근에는 과음에 따른 간장병이 증가하는 추세이므로 일주일에 1~2일 정도는 술을 금해 간장을 쉬게 한다.

전신

오한, 발열

특효 경혈 : 풍문(風門), 상천주(上天柱), 풍지(風池)

원인에 관계없이 등과 후두부에 있는 경혈이 효과적이다

오한, 발열은 감기의 초기증상인 경우가 많지만 인플루엔자나 사스 등 증세가 점점 심해 지는 질병도 오한과 발열로 시작되므로 신중하게 대처해야 한다.

풍문과 풍지는 감기에 걸렸을 때 주로 사용하는 경혈로 감기와 인플루엔자 구별 없이 호 흡기와 관련된 전반적인 질병에 공통되는 경혈이라고 생각하면 된다. 이외에도 발열에 빠 른 효과를 나타내는 상천주를 첨가하여 자극한다.

효과적인 경혈자극법

풍문과 상천주는 헤어드라이어로 따뜻하게 해준다. 오한이나 발열이 날 때 이곳을 따뜻 하게 해주면 마음이 편안해진다. 다른 증상에 하는 온열자극보다 시간을 들여 천천히 열을 가해야 한다. 풍지도 따뜻하게 해주면 좋지만 엄지 지문부분으로 지압하는 방법도 효과적 이다.

134

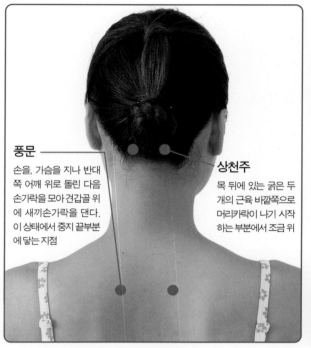

풍문

손을, 가슴을 지나 반대
쪽 어깨 위로 돌린 다음
손가락을 모아 견갑골 위
에 새끼손가락을 댄다.
이 상태에서 중지 끝부분
에 닿는 지점

상천주

목 뒤에 있는 굵은 두
개의 근육 바깥쪽으로
머리카락이 나기 시작
하는 부분에서 조금 위

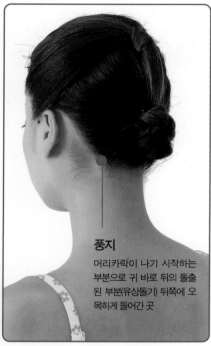

풍지

머리카락이 나기 시작하는
부분으로 귀 바로 뒤의 돌출
된 부분(유상돌기) 뒤쪽에 오
목하게 들어간 곳

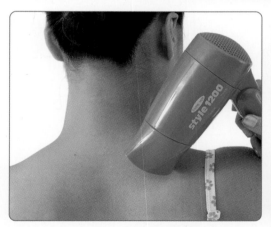

풍문, 상천주의 자극 〈따뜻해질 때까지〉 헤어드라이어로
두 경혈 주변이 따뜻해질 때까지 시간을 들여 천천히 열을 가한
다. 이때 헤어드라이어를 너무 가까이 대어 화상을 입지 않도록
주의한다.

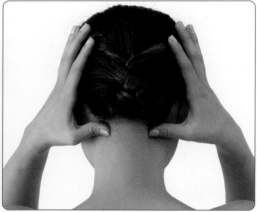

풍지의 지압 〈5~10회〉 좌우의 엄지 지문부분을 양쪽의 경혈
에 대고 나머지 네 손가락으로 머리를 감싸듯 지탱하여 좌우를
동시에 누른다.

감기

특효 경혈 : 대추(大椎), 풍지(風池), 풍문(風門), 폐수(肺俞)

감기에 걸렸다고 생각되면 곧바로 경혈을 자극한다

감기에 걸리면 목과 등의 위쪽이 따끔따끔해지는데 이 목과 등의 경계에 있는 경혈이 바로 대추이다. 이 아래쪽 좌우로 풍문, 폐수라는 호흡기 질환에 효과가 있는 경혈이 위치한다. 또한 목에 있는 풍지는 예로부터 감기를 치료하는 데 효과가 높은 경혈로 알려져 있다. 이 네 경혈을 중심으로 목과 등을 따뜻하게 하면 감기를 멀리 쫓을 수 있다.

감기는 바이러스 감염으로 발생하는 질병이므로 특효약은 없다. 무리를 하면 기관지염이나 폐렴 등으로 발전할 수 있으므로 경혈자극과 함께 안정과 습도조절에 신경을 써서 얼른 완치할 수 있게 한다.

효과적인 경혈자극법
대추, 풍지, 풍문, 폐수 모두 헤어드라이어로 따뜻하게 한다. 오한이나 발열을 치료할 때와 마찬가지로 시간을 들여 천천히 열을 가한다.

136

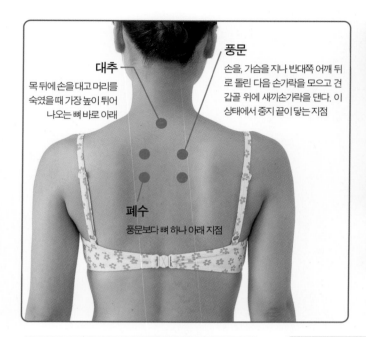

대추

목 뒤에 손을 대고 머리를 숙였을 때 가장 높이 튀어 나오는 뼈 바로 아래

풍문

손을, 가슴을 지나 반대쪽 어깨 뒤로 돌린 다음 손가락을 모으고 견갑골 위에 새끼손가락을 댄다. 이 상태에서 중지 끝이 닿는 지점

폐수

풍문보다 뼈 하나 아래 지점

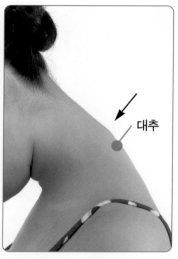

대추

대추 경혈을 찾는 방법 머리를 앞으로 숙여 가장 높이 튀어나오는 뼈 바로 아래 지점이 경혈.

전신

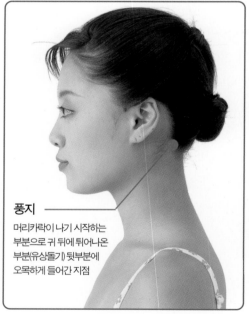

풍지

머리카락이 나기 시작하는 부분으로 귀 뒤에 튀어나온 부분(유상돌기) 뒷부분에 오목하게 들어간 지점

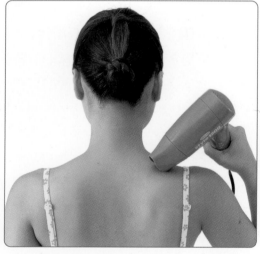

대추, 풍지, 풍문, 폐수의 자극 〈따뜻해질 때까지〉 헤어드라이어로 네 경혈을 중심으로 그 주변이 따뜻해질 때까지 열을 가한다. 시간을 들여 천천히 데우는 편이 좀더 효과가 높다. 이때 헤어드라이어를 너무 가까이 대어 화상을 입지 않도록 주의한다.

2장 질병·증상별 지압 마사지 **137**

당뇨병

특효 경혈 : 인중(人中), 척중(脊中), 요안(腰眼)

식욕을 억제하는 경혈을 자극하여 혈당을 낮춘다

당뇨병은 췌장에서 분비되는 인슐린이 부족하거나, 인슐린의 조절이 원활하지 않을 때 발생한다. 이 인슐린은 에너지원인 포도당을 몸의 각 기관에서 이용할 수 있도록 분해하는 데 사용하는 호르몬이다. 따라서 인슐린이 제대로 분비되지 않으면 포도당이 우리 몸 안에 제대로 흡수되지 못한 채 체내에 쌓이게 되고, 이 포도당은 몸의 여러 조직에 붙어 나쁜 영향을 준다. 이것이 당뇨병이다.

음식을 많이 섭취하면 체내에서는 포도당을 많이 생성하여 고혈당 상태가 되므로 항상 식사량을 조절해야 하는데 이렇게 실천하기가 말처럼 쉽지 않다. 윗입술 위에 있는 인중은 식욕을 억제하는 작용을 하므로 이곳을 자극하여 식사량을 조절한다. 여기에 등에 있는 척중과 허리에 있는 요안을 더해 자극한다.

효과적인 경혈자극법
인중은 검지의 지문부분으로 지압하고 척중과 요안은 헤어드라이어로 따뜻하게 한다.

138

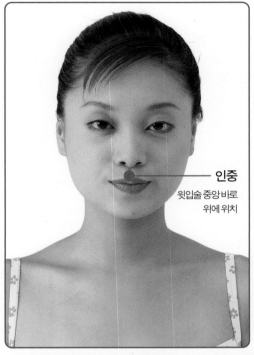

인중 ——
윗입술 중앙바로
위에 위치

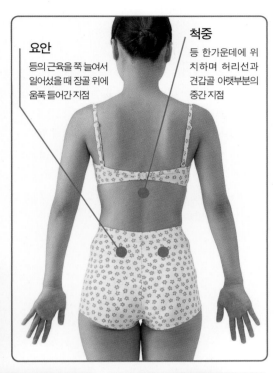

요안
등의 근육을 쭉 늘여서
일어섰을 때 장골 위에
움푹 들어간 지점

척중
등 한가운데에 위
치하며 허리선과
견갑골 아랫부분의
중간 지점

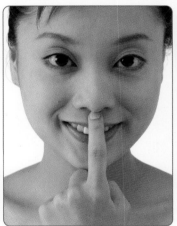

인중의 지압 〈5~10회〉 검지의 지문부
분으로 원을 그리듯 가볍게 누르며 돌려
준다.

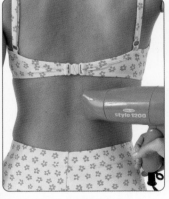

척중의 자극 〈따뜻해질 때까지〉 헤
어드라이어로 경혈 주변이 따뜻해질 때
까지 열을 가한다. 이때 헤어드라이어
를 너무 가까이 대어 화상을 입지 않도
록 주의한다.

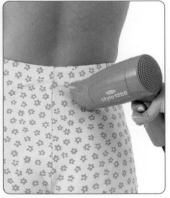

요안의 자극 〈따뜻해질 때까지〉 척
중과 마찬가지로 헤어드라이어로 열을
가한다.

2장 질병 · 증상별 지압 마사지 **139**

당뇨병은 생활습관의 개선이 중요하다

당뇨병은 유전적인 체질에 생활습관과 같은 후천적인 요소가 더해져 발병한다. 즉 유전적인 요소는 본인의 힘으로 어떻게 할 수 없는 부분이므로 당뇨병을 예방하려면 우선 자신의 생활습관부터 개선해야 한다. 체질 이외에 당뇨병의 원인으로 들 수 있는 소인은 노화, 과식(당질의 과다섭취), 비만, 운동부족, 질병, 스트레스 등이다. 이 가운데 특히 중요한 부분이 식사와 운동이다.

먼저 식사부터 설명하면 당질이 많은 식품을 삼가고, 혈당이 급상승하지 않도록 소화 흡수하는 데 시간이 걸리는 식물섬유를 풍부하게 섭취해야 한다. 폭식도 혈당을 급상승시키므로 절대 금물이다. 운동은 달리기, 걷기, 수영 등 유산소 운동이 효과적이다. 이는 당뇨병의 예방책인 동시에 당뇨병을 치료하는 방법이기도 하다.

부종

특효 경혈 : 수천(水泉), 수분(水分), 수도(水道)

먼저 발에 고인 수분을 없애는 경혈을 사용한다

경혈요법에서 부종은 신장과 관계가 있는 경락에 문제가 생겨 발생한다고 본다. 발뒤꿈치 안쪽에 있는 수천은 이 경락의 활동을 원활하게 만드는 작용을 한다. 수천이란 물이 솟아나는 샘이라는 의미로 이곳을 자극하면 물을 차단하는 효과가 있다. 수분과 수도 또한 경혈 이름에 물 수(水)자가 들어 있어 체내의 수분과 관련이 있는 경혈임을 짐작할 수 있다.

저녁이 되면 발이 붓지만 다음날 아침에는 원래의 상태로 회복되는 경우에는 질병으로 말미암은 부종은 아니므로 경혈자극으로 충분히 대응할 수 있다. 욕탕에 몸을 담그고 다리 아랫부분부터 위로 쓸어 올려주거나, 발을 높이 두고 자면 발의 부기를 해소하는 데 훨씬 효과적이다.

효과적인 경혈자극법

수천은 솔로 가볍게 1분 동안 문지른다. 수분과 수도는 헤어드라이어로 따뜻하게 해준다. 부종을 없애는 경혈자극은 하루 중 특히 밤에 실시하면 좋다.

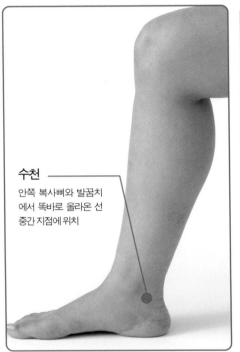

수천
안쪽 복사뼈와 발꿈치
에서 똑바로 올라온 선
중간 지점에 위치

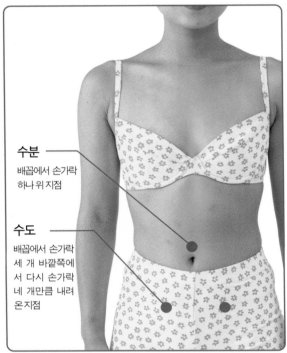

수분
배꼽에서 손가락
하나 위 지점

수도
배꼽에서 손가락
세 개 바깥쪽에
서 다시 손가락
네 개만큼 내려
온 지점

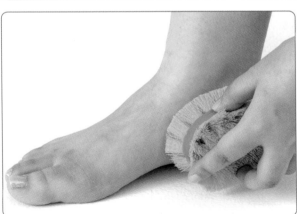

수천의 자극 〈1분〉 솔로 가볍게 문지른다.

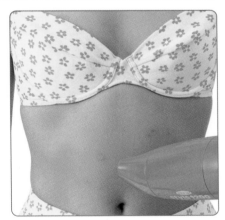

수분, 수도의 자극 〈따뜻해질 때까지〉 헤어
드라이어로 두 개의 경혈을 중심으로 하여 주변이 따
뜻해질 때까지 열을 가한다. 이때 헤어드라이어를
너무 가까이 대어 화상을 입지 않도록 주의한다.

아침까지 부종이 지속된다면 신장병을 의심해 보라

아침에 일어났을 때 얼굴이 붓고, 부어 있는 상태가 오래 지속되거나 또는 감기나 편도염을 앓은 지 1~3주 정도 지난 후에 부종이 생기고, 이 부기가 점점 심해져 온몸이 붓는 등의 증세가 나타날 때에는 의료 기관에서 검사를 받는다. 특히 소변을 만드는 신장에 이상이 생기면 곧바로 몸에 부기가 생기므로 이런 부종이 병을 초기에 발견할 수 있는 계기가 되기도 한다.

신장에 관련된 병에 걸리면 부종 외에도 소변량의 감소, 혈뇨, 단백뇨, 나른함, 고혈압 등을 동반한다. 신장병을 제대로 치료하지 않으면 신부전까지 진행되어 신장의 기능이 현저하게 저하되어 인공투석을 해야 할 수도 있으므로 반드시 조기에 진단을 받아야 한다.

전신

고혈압

특효 경혈 : 인영(人迎), 귀의 강압구(降壓溝), 용천(湧泉)

목에 있는 경혈을 자극하면 혈압이 뚝 떨어진다

연령이 높아지면 동맥의 탄력도 저하되기 때문에 대부분의 사람이 중고령 이후가 되면 정도의 차이는 있지만 혈압이 올라간다. 그러나 염분을 많이 섭취하지 않는 민족은 나이가 들어도 혈압이 높아지지 않는다고 한다. 이 사실로 미루어 고혈압도 당뇨병처럼 유전적 체질과 함께 식생활의 영향이 크다고 볼 수 있다.

고혈압에 효과가 있는 경혈은 목젖 좌우에 있는 인영이다. 이 인영이라는 경혈 아래로 경동맥이 지나가기 때문에 이 부분을 자극하면 경동맥에 영향을 주어 혈압을 안정시키게 된다. 이와 함께 귀 뒤에 있는 강압구라는 지대, 발바닥에 있는 용천도 자극한다.

효과적인 경혈자극법

좌우의 인영을 엄지와 검지 지문부분으로 동시에 지압한다. 강압구는 귀를 아래 위쪽으로 잡은 다음 접어서 자극한다. 용천은 주먹을 쥐고 리드미컬하게 두드린다.

144

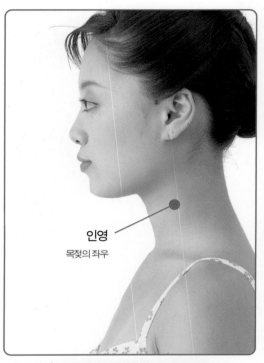

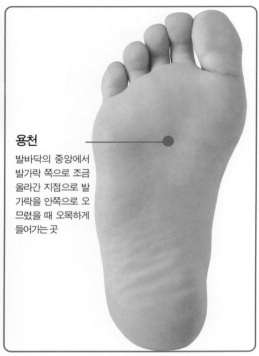

인영

목젖의 좌우

용천

발바닥의 중앙에서
발가락 쪽으로 조금
올라간 지점으로 발
가락을 안쪽으로 오
므렸을 때 오목하게
들어가는 곳

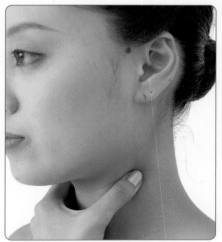

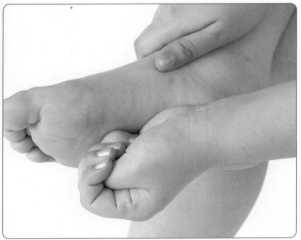

인영의 지압 〈5~10회〉 엄지와 검지의 지문부분
으로 좌우에 있는 경혈을 가볍게 누른다.

용천의 자극 〈50~100회〉 주먹을 쥐고 리드미컬하게 두드린다.

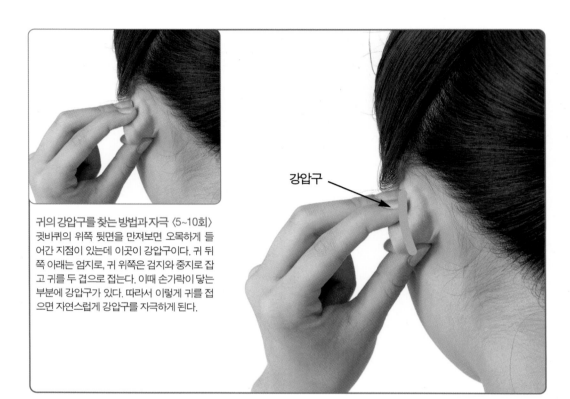

강압구

귀의 강압구를 찾는 방법과 자극 〈5~10회〉
귓바퀴의 위쪽 뒷면을 만져보면 오목하게 들
어간 지점이 있는데 이곳이 강압구이다. 귀 뒤
쪽 아래는 엄지로, 귀 위쪽은 검지와 중지로 잡
고 귀를 두 겹으로 접는다. 이때 손가락이 닿는
부분에 강압구가 있다. 따라서 이렇게 귀를 접
으면 자연스럽게 강압구를 자극하게 된다.

저혈압

특효 경혈 : 족심포(足心包), 신문(神門), 대릉(大陵)

손발에 있는 경혈을 자극해 혈액순환을 촉진하여 혈압을 조절한다

저혈압에 대한 확실한 정의는 없지만 일반적으로 수축기혈압(최고혈압)이 100 미만일 때를 저혈압이라고 한다. 질병은 아니지만 아침에 잘 일어나지 못하고, 일어나더라도 곧바로 활동하지 못하며, 갑자기 움직이면 현기증이 일어나는 등 저혈압인 당사자로서는 대단히 불쾌하고 불편하다. 이런 사람은 발바닥에 있는 족심포의 지대를 마사지해 보라.

심포란 심장의 활동을 도와준다는 의미로 이곳을 자극하면 발에서 심장으로 흐르는 혈액순환이 원활해지므로 저혈압을 개선할 수 있다. 여기에 손목에 있는 신문과 대릉을 첨가한다.

효과적인 경혈자극법

족심포는 엄지 지문부분으로 원을 그리듯 주무르며 천천히 마사지한다. 신문은 엄지와 검지로 잡아서 누르고, 대릉을 엄지 지문부분으로 자극한다. 저혈압에 사용하는 경혈은 천천히 자극해야 한다는 점을 명심하라.

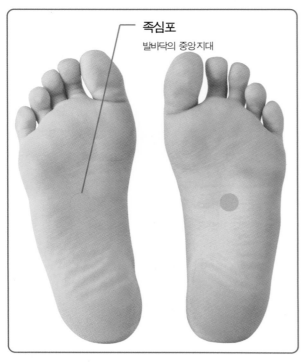

족심포
발바닥의 중앙지대

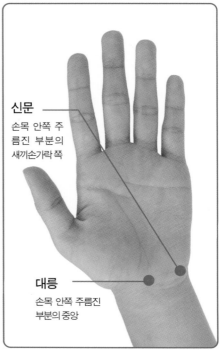

신문
손목 안쪽 주
름진 부분의
새끼손가락 쪽

대릉
손목 안쪽 주름진
부분의 중앙

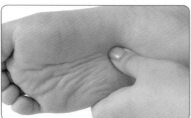

족심포의 마사지 〈부드럽게 풀릴 때까지〉
엄지의 지문부분으로 원을 그리듯이 지대 전체
를 천천히 주무르며 풀어준다.

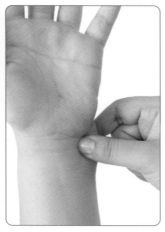

신문의 지압 〈5~10회〉 엄지와 검
지로 잡아 엄지 지문부분으로 누르며
주무른다.

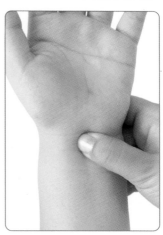

대릉의 지압 〈5~10회〉 엄지 지문
부분으로 천천히 누르며 주무른다.

불면증

특효 경혈 : 제1안면(第一安眠), 제2안면(第二安眠), 실면(失眠)

스트레스를 해소하여 숙면을 유도하는 목에 있는 경혈을 사용한다

전형적인 수면부족은 처음에는 어떤 스트레스가 원인으로 작용하여 쉽게 잠이 들지 못하다가 스트레스를 주는 원인이었던 문제가 해결된 다음에도 불면증이 지속되는 사례다. 이러다가 밤새 잠을 이루지 못하는 것이 아닌가 하는 불안감이 점점 강해지면서 더욱 잠이 들기 힘들어지는 악순환에 빠지게 된다.

이런 유형의 수면부족에 효과가 있는 경혈이 귀 뒤에 있는 제1안면과 제2안면이다. 이 부분에서 자율신경 가운데 부교감신경이 나온다. 부교감신경은 심신의 긴장을 풀어주는 작용을 한다. 이 때문에 이 경혈을 자극하면 부교감신경이 활발해져서 불안감을 해소하고 수면을 유도한다.

또한 야간빈뇨(소변량은 많지 않지만 소변을 보기 위해 자주 깬다) 때문에 잠을 깊이 자지 못하는 사람은 발뒤꿈치에 있는 실면이라는 경혈을 자극한다.

효과적인 경혈자극법

제1안면과 제2안면을 검지와 중지 지문부분으로 동시에 누른다. 실면은 나무방망이의 가는 쪽으로 리드미컬하게 두드린다.

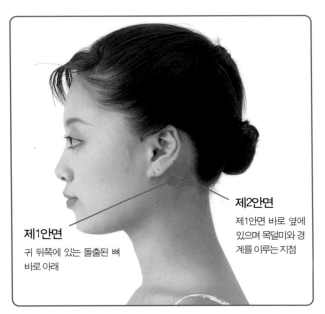

제2안면
제1안면 바로 옆에 있으며 목덜미와 경계를 이루는 지점

제1안면
귀 뒤쪽에 있는 돌출된 뼈 바로 아래

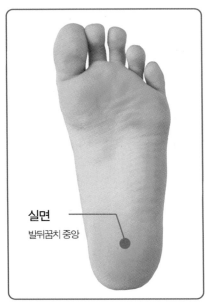

실면
발뒤꿈치 중앙

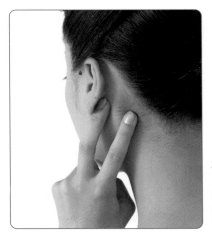

실면의 자극 〈50~100회〉
나무방망이의 가는 부분으로
리드미컬하게 두드린다.

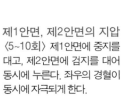

제1안면, 제2안면의 지압
〈5~10회〉 제1안면에 중지를
대고, 제2안면에 검지를 대어
동시에 누른다. 좌우의 경혈이
동시에 자극되게 한다.

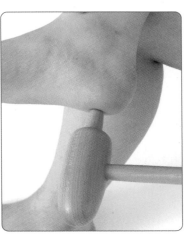

150

졸음 쫓기

특효 경혈 : 은백(隱白), 대도(大都), 중충(中衝)

식후에 쏟아지는 졸음에 효과가 있는 발의 경혈

식사를 하면 혈액이 위장으로 집중되기 때문에 뇌로 흐르는 혈액량이 감소되므로 잠이 온다고 한다. 그러므로 식후 졸음은 생리적 현상이기는 하지만 과식을 하면 이 졸음이 한층 강해진다. 이런 때 효과적인 경혈이 엄지발가락에 있는 은백과 대도다.

경혈요법에서는 졸음의 원인은 췌장의 활동과 관계있는 경락이 원활하게 흐르지 못해 일어난다고 본다. 은백은 이 경락의 출발점이고, 대도 또한 이 경락 위에 있는 경혈이다. 이 때문에 이곳을 자극하면 췌장의 불편함이 완화되고, 식후의 졸음도 해소된다. 여기에 손의 중지에 있는 중충을 더해 자극한다.

효과적인 경혈자극법

졸음을 쫓아버려야 하므로 강한 자극을 주어야 한다. 은백, 대도, 중충 모두 엄지와 검지로 잡고 세게 누르든지, 통증을 느낄 정도로 꼬집는다.

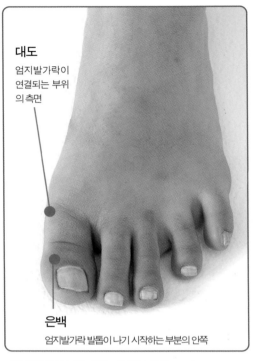

대도
엄지발가락이
연결되는 부위
의 측면

은백
엄지발가락 발톱이 나기 시작하는 부분의 안쪽

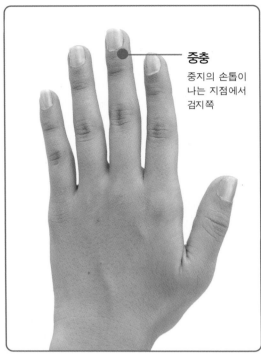

중충
중지의 손톱이
나는 지점에서
검지쪽

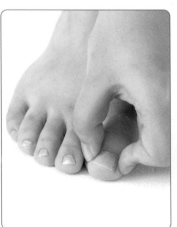

은백의 지압 〈5~10회〉 엄지와 검지 지
문부분으로 엄지발톱 양쪽을 잡고 세게
누르든지, 통증을 느낄 정도로 꼬집는다.

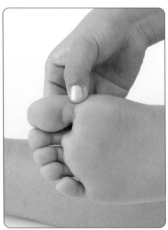

대도의 지압 〈5~10회〉 엄지와 검지
로 잡고 엄지 지문부분으로 세게 누르
든지 통증을 느낄 정도로 꼬집는다.

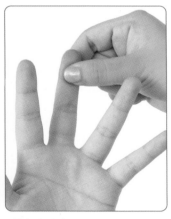

중충의 지압 〈5~10〉 엄지와 검지로
잡고 검지 지문부분으로 세게 누르든지
통증을 느낄 정도로 꼬집는다(사진은 경
혈 안쪽에서 촬영).

152

코를 심하게 고는 사람은 병원에서 진찰을 받아라

잠을 자는 동안에는 누구나 기도의 근육이 느슨해져서 공기가 지나는 통로가 좁아진다. 이 좁은 통로를 공기가 통과할 때 코 고는 소리가 난다. 연령이 높아지면 기도의 점막에 탄력이 떨어져서 공기가 지나는 통로는 더욱 좁아지는데, 중고령 이후의 사람일수록 코를 많이 고는 이유가 여기에 있다.

가볍게 코는 고는 정도라면 옆에서 자는 사람에게 약간 불편함을 주는 정도로 끝나지만 코를 고는 사람 가운데는 '수면시 무호흡증후군' 이라고 해서 잠을 자는 동안 여러 번 호흡이 멈추는 증상이 나타나기도 한다. 이런 사람은 눈을 뜨고 활동하는 낮에도 졸음이나 피로 등에 늘 시달린다.

만약 운전하는 사람이라면 졸음운전이 사고로 이어질 위험도 있다. 가족 가운데 이런 사람이 있다면 이비인후과나 내과에서 반드시 치료를 받게 한다.

전신

비만

특효 경혈 : 기점(飢點), 위점(胃點), 폐점(肺點), 풍륭(豊隆)

과식을 억제하여 비만을 해소하고 예방하는 경혈

귀 앞에 있는 기점, 귀 구멍 입구에 있는 위점과 폐점, 정강이에 있는 풍륭이 다이어트를 위한 경혈이다. 기점은 허기를 없애주는 경혈이고, 폐점은 부기를 빼는 경혈이며, 풍륭은 식욕을 억제하는 경혈이다. 이 경혈들을 자극함으로써 식욕을 적절하게 조절하여 살이 찌지 않도록 예방할 수 있다.

효과적인 경혈자극법

기점은 검지 지문부분으로 지압한다. 위점과 폐점은 바로 옆에 붙어 있으므로 귀 입구에 검지를 대고 누르면 두 경혈을 한꺼번에 자극할 수 있다. 풍륭은 엄지와 검지로 2~3회, 따끔할 정도로 꼬집는다. 이때 귀와 다리의 경혈 모두 식사하기 전에 자극해야 한다는 점을 명심하라.

특히 귀에 있는 경혈은 되도록 식사하기 20분 전에 자극하라. 이렇게 해도 효과가 없을 때는 귀의 경혈을 자극하는 횟수를 50회 정도까지 늘려도 좋다.

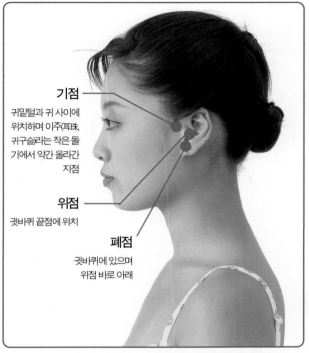

기점
귀밑털과 귀 사이에
위치하며 이주(耳珠,
귀구슬)라는 작은 돌
기에서 약간 올라간
지점

위점
귓바퀴 끝점에 위치

폐점
귓바퀴에 있으며
위점 바로 아래

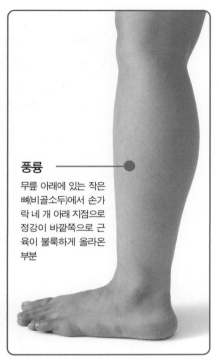

풍륭
무릎 아래에 있는 작은
뼈(비골소두)에서 손가
락 네 개 아래 지점으로
정강이 바깥쪽으로 근
육이 불룩하게 올라온
부분

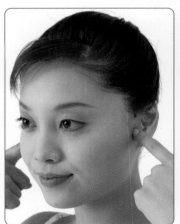

기점의 지압 〈5~10회〉 검지로 가볍게
누른다.

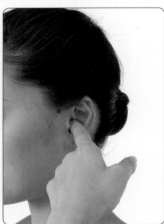

위점과 폐점의 지압 〈5~10회〉 검
지로 가볍게 누른다.

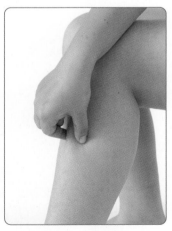

풍륭의 자극 〈2~3회〉 엄지 끝을 경혈
에 대고 따끔할 정도로 꼬집는다. 매일
식사하기 전에 이런 방법으로 자극한다.

여드름, 뾰루지

특효 경혈 : 제2이간(第二二間), 합곡(合谷), 위 · 비장 · 대장구(胃 · 脾臟 · 大腸區)

변비를 치료하는 경혈이 여드름에도 효과적이다

위장의 활동 또한 여드름이나 뾰루지에 큰 영향을 준다. 특히 변비가 있으면 여드름이나 뾰루지가 생기기 쉬우므로 변비를 치료하는 경혈인 제2이간을 자극하면 좋다. 여기에 대장의 활동을 조절하는 작용을 하는 위 · 비장 · 대장구라는 지대를 더하면 효과는 더욱 높아진다. 이 경혈과 지대는 모두 손에 있다.

위장의 움직임이 원활해지면서 피부도 좋아진다. 또한 여드름은 여성호르몬의 영향을 많이 받으므로 생리 전에 이런 증상이 나타나는 사람도 있는데 이런 경우에는 변비에 걸릴 가능성이 높으므로 주의한다.

효과적인 경혈자극법

제2이간은 엄지와 검지로 반대쪽 검지를 감싸듯 잡고 지압한다. 합곡도 엄지와 검지로 잡고 천천히 누른다. 위 · 비장 · 대장구는 솔로 가볍게 문지른다.

156

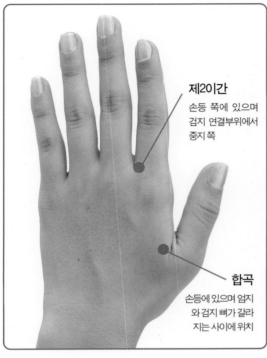

제2이간
손등 쪽에 있으며
검지 연결부위에서
중지 쪽

합곡
손등에 있으며 엄지
와 검지 뼈가 갈라
지는 사이에 위치

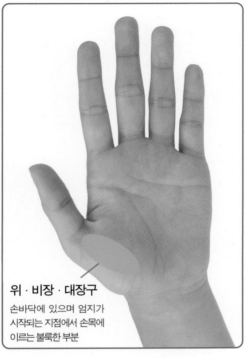

위 · 비장 · 대장구
손바닥에 있으며 엄지가
시작되는 지점에서 손목에
이르는 불룩한 부분

피부

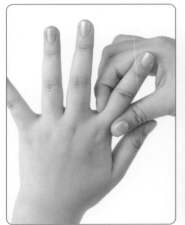

제2이간의 지압 〈5~10회〉 엄지와 검
지로 감싸듯 쥐고 검지 지문부분으로 누
르며 문지른다.

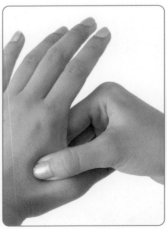

합곡의 지압 〈5~10회〉 엄지와 검지
로 감싸듯 쥐고 엄지 지문부분으로 천
천히 누르며 주무른다.

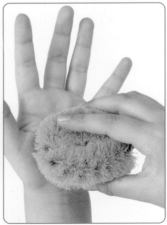

위 · 비장 · 대장구의 자극 〈1분〉
솔로 가볍게 문지른다.

습진

특효 경혈 : 비노(臂臑), 견우(肩髃), 곡지(曲池), 합곡(合谷), 삼모(三毛)

가려움을 억제하는 효과가 높은 팔에 있는 경혈

습진이 생기면 가려움 때문에 자꾸 긁게 되는데 긁을수록 염증이 점점 더 심해져서 치료하기가 어려워진다. 습진이 생긴 부위를 긁어서 만성화되는 사례도 많다. 게다가 손톱으로 긁다가 상처가 생기면 세균 감염의 위험도 있다. 즉 습진치료는 가려움을 억제하는 것이 가장 중요하다.

이 가려움을 덜어주는 데 탁월한 효과를 발휘하는 경혈이 팔 상부에 있는 비노다. 이 경혈을 자극하면 대장의 움직임이 활발해져 가려움의 원인물질을 빠르게 제거한다. 여기에 어깨의 견우, 팔의 곡지, 손등의 합곡, 발의 삼모를 첨가한다.

효과적인 경혈자극법

비노와 견우에는 시판하는 뜸을 놓는다. 곡지는 엄지 지문부분으로 세게 누른다. 합곡은 엄지와 검지로 잡고 지압하든지 시판용 뜸을 사용한다. 삼모는 이쑤시개를 묶어 그 끝으로 자극한다.

158

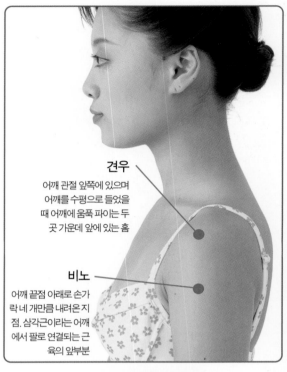

견우

어깨 관절 앞쪽에 있으며 어깨를 수평으로 들었을 때 어깨에 움푹 파이는 두 곳 가운데 앞에 있는 홈

비노

어깨 끝점 아래로 손가락 네 개만큼 내려온 지점. 삼각근이라는 어깨에서 팔로 연결되는 근육의 앞부분

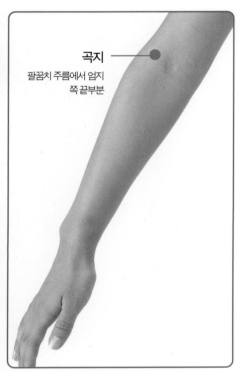

곡지

팔꿈치 주름에서 엄지쪽 끝부분

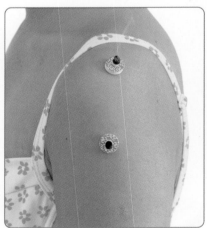

비노, 견우의 자극 〈3회〉 시판하는 뜸을 놓는다.

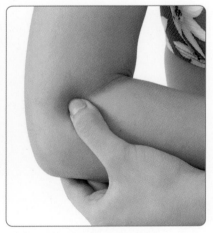

곡지의 지압 〈5~10회〉 엄지 지문부분으로 세게 누른다.

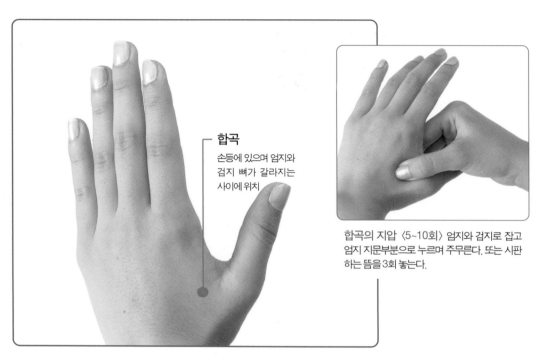

합곡

손등에 있으며 엄지와
검지 뼈가 갈라지는
사이에 위치

합곡의 지압 〈5~10회〉 엄지와 검지로 잡고
엄지 지문부분으로 누르며 주무른다. 또는 시판
하는 뜸을 3회 놓는다.

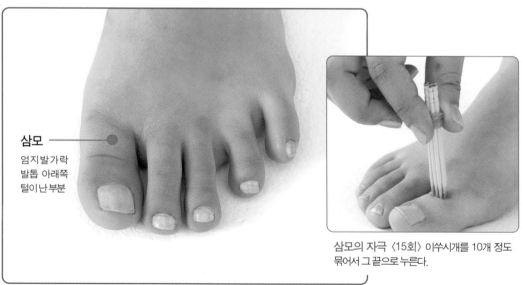

삼모

엄지발가락
발톱 아래쪽
털이난 부분

삼모의 자극 〈15회〉 이쑤시개를 10개 정도
묶어서 그 끝으로 누른다.

160

거친 피부

특효 경혈 : 양지(陽池), 심혈(心穴), 합곡(合谷)

호르몬 분비를 정상화하는 손의 경혈을 자극한다

거친 피부는 주로 피부의 수분부족으로 발생하지만 여성 호르몬 분비가 저하되거나 균형
이 깨져서 생기기도 한다. 호르몬 분비를 촉진하는 작용을 하는 경혈이 몇 군데 있는데 그
가운데 손목에 있는 양지가 가장 효과가 높다.

양지란 '태양의 열이 모인 연못'이라는 의미로 양지를 자극하면 온몸으로 열이 전달되어
혈액순환이 촉진되면서 호르몬 분비가 왕성해진다. 여기에 심장의 활동을 원활하게 하여
혈액순환을 촉진하는 심혈, 수분조절에 효과적인 합곡을 함께 자극한다.

효과적인 경혈자극법

양지와 합곡은 따뜻하게 해주어야 하는데 양지는 헤어드라이어로 온열자극을 하고, 합곡
은 뜸을 뜨는 방법이 효과적이다. 시판용 뜸을 사용하면 간편하게 뜸을 뜰 수 있다. 합곡에
도 시판하는 뜸을 놓는다. 심혈은 엄지와 검지로 감싸 쥐고 1~2분 동안 천천히 마사지한다.

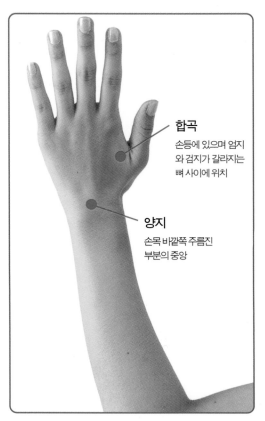

합곡
손등에 있으며 엄지
와 검지가 갈라지는
뼈 사이에 위치

양지
손목 바깥쪽 주름진
부분의 중앙

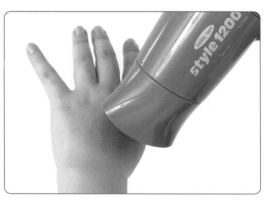

양지의 자극 〈따뜻해질 때까지〉 헤어드라이어로 경혈 주변
이 따뜻해질 때까지 열을 가한다. 이때 헤어드라이어를 너무 가
까이 대어 화상을 입지 않도록 주의한다.

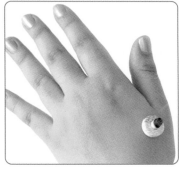

합곡의 자극 〈3
회〉 시판하는 뜸으
로 뜸을 놓는다.

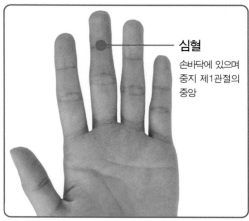

심혈
손바닥에 있으며
중지 제1관절의
중앙

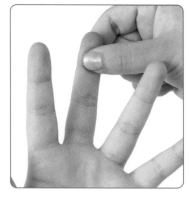

심혈의 마사지
〈1~2분〉 엄지와
검지로 잡고 엄지
지문부분으로 천
천히 주물러 풀어
준다.

모발의 문제

특효 경혈 : 용천(湧泉), 심혈(心穴), 대릉(大陵), 신혈(腎穴), 명문(命門)

발바닥에 있는 경혈을 자극하면 머리카락이 젊어진다

경혈요법에서는 머리카락의 상태가 신장과 관련이 있다고 생각한다. 그래서 신장의 활동을 높여주는 경혈인 용천을 중심으로 자극한다.

용천은 발바닥에 있는 경혈로 이곳을 자극하여 하반신에 고인 혈액을 심장으로 흐르게 함으로써 온몸의 혈액순환을 촉진한다. 용천과 함께 손가락에 있는 심혈과 신혈, 손목에 있는 대릉도 자극한다.

효과적인 경혈자극법

용천은 솔로 가볍게 문지른다. 1분 정도 이렇게 문지르면 이 부위에 분홍빛이 감돈다. 심혈과 신혈은 엄지와 검지로 잡아 엄지 지문부분으로 천천히 주물러 풀어준다.

마사지하는 시간은 1~2분이 기준이지만 시간에 너무 구애받지 말고 편안한 기분이 들 때까지 만져주면 된다. 대릉은 헤어드라이어로 따뜻하게 해준다.

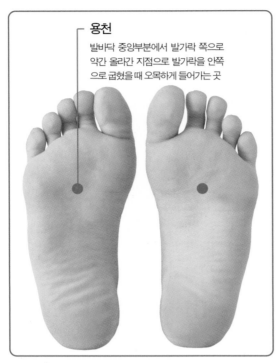

용천
발바닥 중앙부분에서 발가락 쪽으로 약간 올라간 지점으로 발가락을 안쪽으로 굽혔을 때 오목하게 들어가는 곳

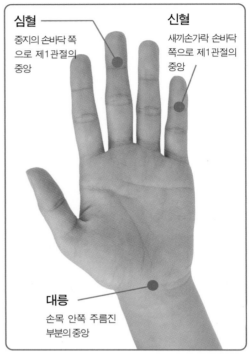

심혈
중지의 손바닥 쪽으로 제1관절의 중앙

신혈
새끼손가락 손바닥 쪽으로 제1관절의 중앙

대릉
손목 안쪽 주름진 부분의 중앙

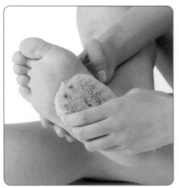

용천의 자극 〈1분〉 솔로 가볍게 문지른다.

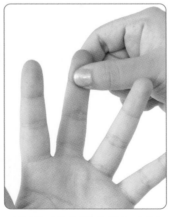

심혈의 마사지 〈약 1~2분〉 엄지와 검지로 잡고 엄지 지문부분으로 천천히 눌러서 풀어준다. 신혈도 같은 방법으로 마사지한다.

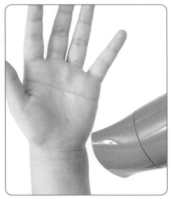

대릉의 자극 〈따뜻해질 때까지〉 헤어드라이어로 경혈 주변이 따뜻해질 때까지 열을 가한다. 이때 헤어드라이어를 너무 가까이 대어 화상을 입지 않도록 주의한다.

흰머리에 효과적인 경혈

흰머리는 노화를 나타내는 상징이지만 요즘은 20대나 30대부터 흰머리가 많아지는 사람도 있다. 이런 새치는 체질과 관계가 있다고 하는데 본인으로서는 심각한 고민거리다. 그러나 현대의학으로는 근본적으로 치료할 수 있는 방법이 아직 없는 상태다.

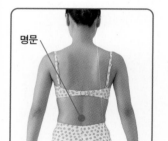

명문

경혈요법에서는 연령에 관계없이 흰머리는 신장의 활동이 약해졌다고 생각하므로 모발에 문제가 생겼을 때와 같은 경혈을 자극하는데 여기에 명문을 하나 더 첨가한다. 명문은 허리 높이에 있는 경혈로 등 중앙에 있다. 명(命)은 생명, 문(門)은 생명이 탄생하는 곳이라는 의미로 명문은 회춘의 효과가 있는 경혈로도 알려져 있다. 헤어드라이어로 이 부위가 따뜻해질 때까지 열을 가한다.

초조함

특효 경혈 : 수심(手心), 소충(少衝), 족규음(足竅陰)

손바닥에 있는 경혈자극으로 마음을 안정시킨다

모든 일에서 손을 놓고 충분히 휴식을 취하면 스트레스에서 해방되어 재충전할 수 있겠지만 현실은 말처럼 쉽지 않다. 이런 때는 경혈요법을 실행하면 높은 효과를 얻을 수 있다. 손바닥 한가운데에 있는 수심은 마음을 조절하는 경혈로 알려져 있으므로 이곳을 중심으로 자극한다.

쉽게 흥분하는 사람은 손바닥에 참을 인(忍)자를 쓰고 크게 숨을 쉬면 화가 가라앉는다고 하는데 사실 손바닥에 글자를 쓰는 이유는 이 수심을 자극하기 위해서다. 이 경혈에 더해 소충과 넷째발가락에 있는 족규음을 자극한다.

효과적인 경혈자극법

수심을 자극하는 데는 골프공을 사용한다. 두 손바닥 사이에 골프공을 끼워넣고 굴리면 마음이 차분해진다. 소충과 족규음은 엄지와 검지로 잡아서 지압한다.

166

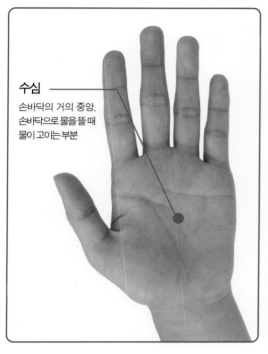

수심

손바닥의 거의 중앙. 손바닥으로 물을 뜰 때 물이 고이는 부분

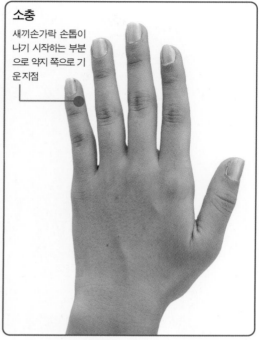

소충

새끼손가락 손톱이 나기 시작하는 부분 으로 약지 쪽으로 기 운 지점

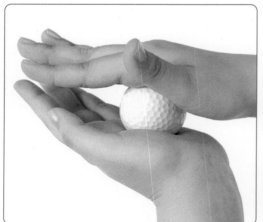

수심의 자극 〈몇 분〉 골프공을 두 손바닥 중앙에 놓고 데굴데 굴 굴린다.

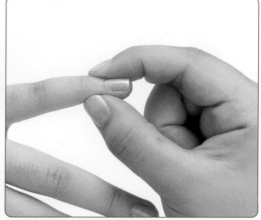

소충의 지압 〈5~10회〉 엄지와 검지로 잡고 엄지 지문부분으 로 세게 누르며 주무른다.

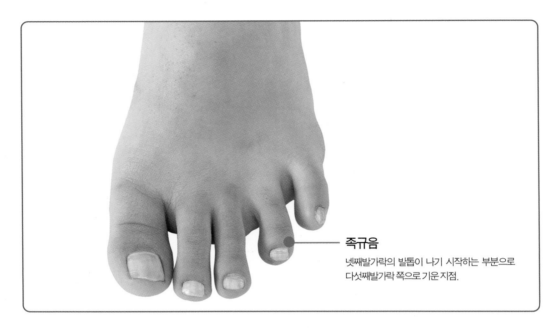

족규음
넷째발가락의 발톱이 나기 시작하는 부분으로
다섯째발가락 쪽으로 기운 지점.

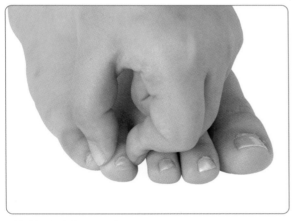

족규음의 지압 〈5~10회〉 엄지와 검지 지문부분으로 넷째발가락의
발톱을 양쪽에서 잡고 세게 누르며 주무른다.

우울증, 불안장애

특효 경혈 : 수삼리(手三里), 노궁(勞宮), 신문(神門)

팔과 손바닥에 있는 경혈에는 정신을 안정시키는 효과가 있다

우울증을 앓는 현대인이 증가하고 있다. 또한 질병이라고는 할 수 없지만 기분이 한없이 가라앉거나 초조하고 불안한 느낌은 누구나 경험한 적이 있을 것이다. 이런 때에는 팔에 있는 수삼리를 자극해보자.

수삼리는 피로와 위장의 증상을 치료하는 경혈로 잘 알려져 있지만 기분을 안정시키는 효과도 있다. 손바닥에 있는 노궁도 기분을 안정시키는 효과가 높은 경혈이다. 이 두 개의 경혈에 신문을 첨가해 자극하면 마음이 차분해진다.

효과적인 경혈자극법

수삼리는 엄지 지문부분으로 지압한다. 경혈 주변을 눌러보면 자극이 손가락까지 전달되는 지점이 있는데 그곳을 눌러본다. 노궁은 엄지 지문부분으로 마사지한다.

신문은 엄지와 검지로 손목을 끼워 넣듯 잡고 지압한다. 이 경혈들은 모두 천천히 자극해야 더욱 높은 효과를 기대할 수 있다.

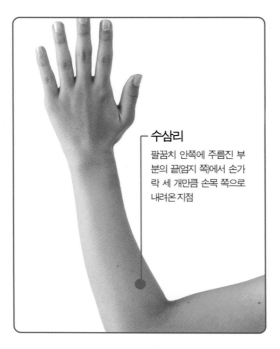

수삼리
팔꿈치 안쪽에 주름진 부분의 끝(엄지 쪽)에서 손가락 세 개만큼 손목 쪽으로 내려온 지점

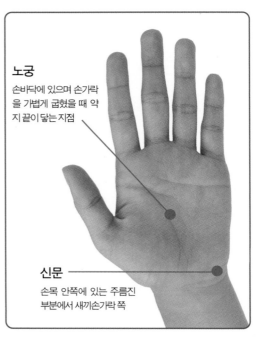

노궁
손바닥에 있으며 손가락을 가볍게 굽혔을 때 약지 끝이 닿는 지점

신문
손목 안쪽에 있는 주름진 부분에서 새끼손가락 쪽

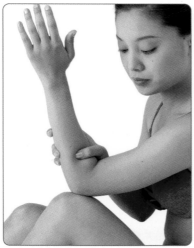

수삼리의 지압 〈5~10회〉 경혈 주변을 눌러 보아 손끝까지 자극이 전달되는 부분에 엄지 지문부분을 대고 천천히 누르며 주무른다.

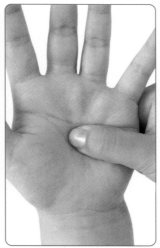

노궁의 마사지 〈2~3분〉 엄지의 지문부분으로 천천히 주물러 풀어 준다.

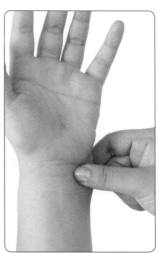

신문의 지압 〈5~10회〉 엄지와 검지로 잡고 엄지의 지문부분으로 천천히 눌러서 풀어준다.

집중력 저하

특효 경혈 : 수심(手心), 수삼리(手三里), 중충(中衝)

손이나 손가락을 자극하여 집중력을 향상시킨다

손바닥 중심부분에 있는 수심은 정신을 안정시키는 효과가 높은 경혈이다. 이곳을 자극하면 마음이 안정되어 집중력도 높아진다.

또한 경혈은 아니지만 손가락 끝을 자극하면 집중력을 높이는 데 효과적이다. 흔히 손가락을 많이 사용하는 사람은 치매에 걸리지 않는다고 하는데, 이는 손가락을 움직이면 그 자극이 뇌에 전달되어 뇌를 활성화시키기 때문이다.

효과적인 경혈자극법

수심은 양손 바닥으로 골프공을 데굴데굴 굴려서 자극한다. 이 자극이 기분 좋게 느껴진다면 10분 정도 이렇게 지속하면 좋다. 손끝을 자극할 때는 엄지 끝부분에 엄지, 중지, 약지, 새끼손가락을 차례로 갖다대면 된다. 이때 힘을 줄 필요는 없지만 손끝에 정신을 집중시켜 손가락을 맞대면 더욱 효과적이다.

마음

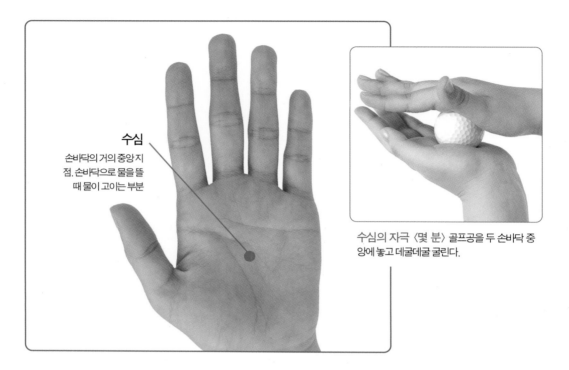

수심
손바닥의 거의 중앙지
점. 손바닥으로 물을 뜰
때 물이 고이는 부분

수심의 자극 〈몇 분〉 골프공을 두 손바닥 중
앙에 놓고 데굴데굴 굴린다.

흥분을 가라앉히는 경혈

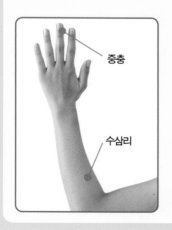

중충

수삼리

평소에는 느긋한 사람이라도 강한 스트레스를 받거나, 일에 치이거
나, 신경을 많이 썼을 때 또는 반대로 너무 즐거운 경험을 한 후에
는 흥분상태가 좀처럼 쉽게 가라앉지 않는다. 경혈요법에서는 흥분
상태는 심장의 활동과 관계가 있다고 보기 때문에 이런 때는 심장
의 활동을 조절하는 작용을 하는 경혈을 자극한다. 대표적인 경혈
을 들면 중지의 손톱이 나기 시작하는 부분에서 검지 쪽으로 기운
지점에 있는 중충이다. 이 경혈을 엄지와 검지로 잡아서 자극한다.
이외에도 정신을 안정시키는 작용을 하는 수심과 수삼리도 함께
자극한다. 수심은 골프공으로, 수삼리는 엄지 지문부분으로 누르
며 주무른다.

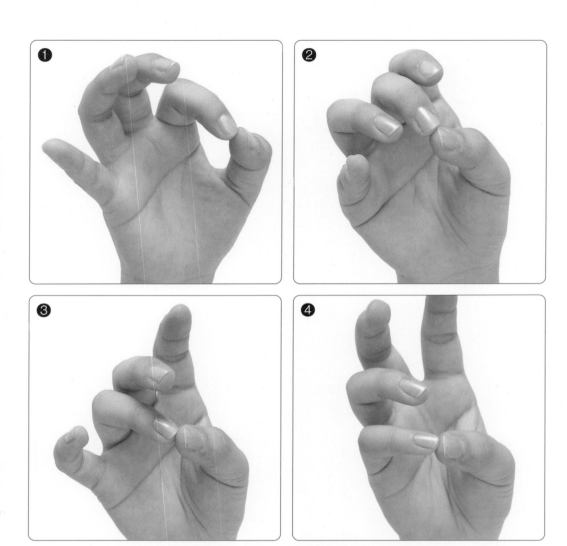

손끝의 자극 〈5~10회〉 엄지 끝부분에 검지, 중지, 약지, 새끼손가락을 차례로 대었다가 뗀다. 이것을 1회로 하여 반복한다.

건망증

특효 경혈 : 은백(隱白), 건뇌(建腦)

발가락과 후두부의 경혈이 머리의 기능을 활발하게 만든다

중고령이 되면서 체력과 기력이 저하되었음을 실감할 즈음 자신이 하고 싶은 말이 입 안에서 맴돌기만 하고 밖으로 나오지 않는 경험을 한다. 이런 일이 여러 번 반복되면서 점점 자신감을 상실하게 된다. 그럴 때는 나이 탓이라고 그냥 체념하지 말고 끈기 있게 경혈을 자극해보라.

기억력 향상에 효과적인 경혈은 엄지발가락에 있는 은백과 후두부에 있는 건뇌이다. 은백은 식욕을 조절하는 경혈로, 과식으로 소화기관에 혈액이 집중되어 뇌의 기능이 둔해졌을 때 효과가 있다. 한편 건뇌를 자극하면 뇌의 혈액순환이 원활해져 뇌가 활성화되는 데 도움이 된다.

효과적인 경혈자극법

은백은 엄지와 검지로 잡아서 누르며 주무른다. 건뇌는 엄지의 지문부분을 경혈에 대고 검지, 중지, 약지, 새끼손가락으로 머리를 감싸듯 잡고 지압한다.

174

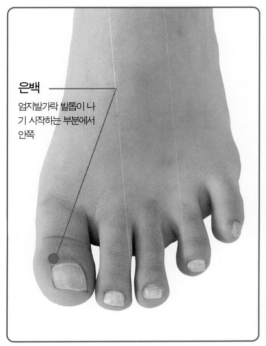

은백

엄지발가락 발톱이 나
기 시작하는 부분에서
안쪽

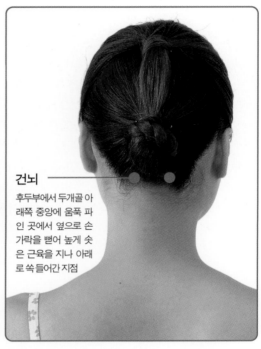

건뇌

후두부에서 두개골 아
래쪽 중앙에 움푹 파
인 곳에서 옆으로 손
가락을 뻗어 높게 솟
은 근육을 지나 아래
로 쑥 들어간 지점

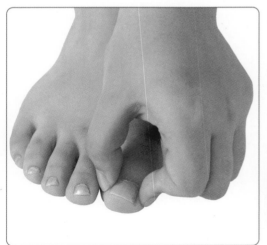

은백의 지압 〈5~10회〉 엄지와 검지 지문부분으로 엄지발가
락 발톱을 양쪽에서 잡고 누르며 주무른다.

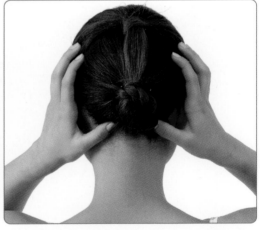

건뇌의 지압 〈5~10회〉 검지, 중지, 약지, 새끼손가락으로 머
리를 감싸듯 잡고 좌우의 경혈에 엄지 지문부분을 대고 동시에
누른다.

단순한 건망증과 치매의 차이는 무엇일까?

약간의 차이는 있지만 누구나 나이가 들면 뭔가를 깜빡하는 일이 잦아진다. 이런 일이 자주 반복되면 '이러다가 혹시 치매에 걸리는 것은 아닐까?'라는 걱정을 하는데 물론 대부분 큰 문제가 없다. 누구나 겪는 일반적인 건망증은 어제 만난 사람의 이름이 기억나지 않는다거나 얼마 전에 본 영화 제목이 생각나지 않거나 또는 체험의 일부를 잊어버리는 것이 특징이다.

이에 반해 치매에 걸리면 그 사람과 만난 사실 자체를 까맣게 잊어버린다. 게다가 자신이 뭔가를 잊고 있다는 자각조차 하지 못하는 일이 많으며 시간이 흐를수록 이런 증상이 점점 더 심해진다.

이외에도 간단한 계산을 할 수 없다거나, 글자를 쓰지 못하고, 날짜나 계절을 모르는 등 전반적인 지적 기능이 저하된다. 자신이 치매가 아닌지 걱정될 때는 내과나 정신과에 가서 간단한 검사를 받아본다.

마음

자율신경실조증

특효 경혈 : 수삼리(手三里), 건뇌(健腦), 신궐(神闕)

기혈의 흐름을 조절하는 팔의 경혈을 자극한다

팔꿈치 가까이에 위치하는 수삼리를 누르면 통증이 손끝까지 전달된다. 하지만 자율신경의 조화가 깨지면 특별한 원인 없이 온몸이 불편하고 아프다. 수삼리는 기혈의 흐름을 조절하는 효과가 높은 경혈이다.

따라서 수삼리를 자극하면 기혈의 흐름을 조절하여 자율신경을 안정시킴으로써 여러 증상을 개선할 수 있다.

그 외에도 뇌를 활성화하는 작용이 있는 건뇌, 소화기의 기능을 높여주는 작용을 하는 신궐을 더하면 효과는 더욱 확실해진다.

효과적인 경혈자극법

팔꿈치 안쪽을 눌러보아 자극이 손끝까지 전달되는 지점이 수삼리이다. 건뇌는 좌우의 경혈을 엄지로 동시에 지압한다. 신궐은 헤어드라이어로 따뜻하게 해준다.

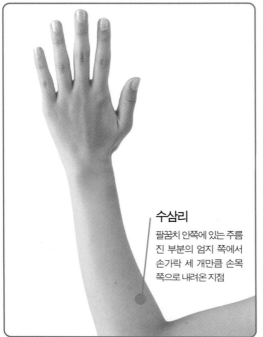

수삼리
팔꿈치 안쪽에 있는 주름 진 부분의 엄지 쪽에서 손가락 세 개만큼 손목 쪽으로 내려온 지점

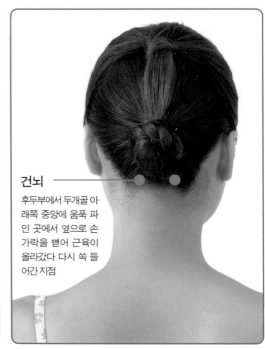

건뇌
후두부에서 두개골 아래쪽 중앙에 움푹 파인 곳에서 옆으로 손가락을 뻗어 근육이 올라갔다 다시 쏙 들어간 지점

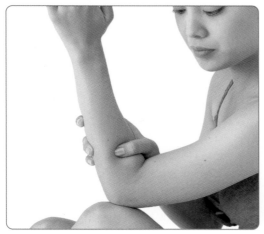

수삼리의 지압 〈5~10회〉 경혈 주변을 눌러보아 손끝까지 자극이 전달되는 지점에 엄지 지문부분을 대고 천천히 누르며 주무른다.

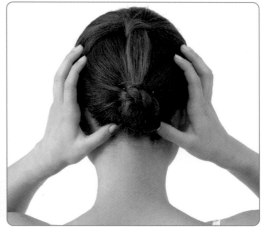

건뇌의 지압 〈5~10회〉 검지, 중지, 약지, 새끼손가락으로 머리를 감싸듯이 잡고 좌우의 경혈을 엄지로 동시에 누른다.

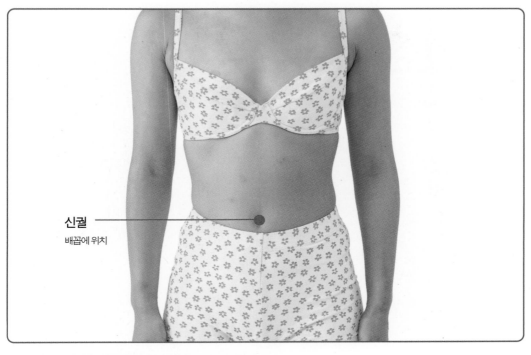

신궐 ——
배꼽에 위치

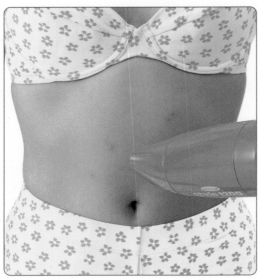

신궐의 자극 〈따뜻해질 때까지〉 헤어드라이어로 경혈을 중심으로 주변이 따뜻해질 때까지 열을 가한다. 이때 헤어드라이어를 너무 가까이 대어 화상을 입지 않도록 주의한다.

과민성대장증후군

특효 경혈 : 백회(百會), 신궐(神闕), 활육문(滑肉門), 대횡(大橫), 대거(大巨), 요양관(腰陽關), 요부삼혈(腰部三穴)

머리의 경혈을 자극하여 스트레스에 대응한다

머리 정수리에 있는 백회를 자극하면 스트레스를 이길 수 있는 저항력이 생겨 정신이 안정되고 소화기능도 좋아진다. 여기에 소화기 기능을 안정시키는 효과가 있는 신궐과 그 주변에 있는 활육문, 대횡, 대거 그리고 요양관을 중심으로 자극하고 치료점인 요부삼혈을 더한다.

효과적인 경혈자극법

백회를 머리핀의 둥근 쪽으로 세게 누른다. 또 배꼽을 둘러싸듯 늘어선 활육문, 대횡, 대거에 뜸을 뜨면 소화기의 활동을 높여주는 효과가 있다. 뜸을 뜰 수 없다면 헤어드라이어로 따뜻하게 해주면 된다.

요부삼혈에는 일회용 손난로를 이용한다. 이때 손난로를 속옷 위에 붙이고 저온화상을 방지하기 위해 가끔 위치를 바꿔준다. 이렇게 위치를 바꿔주어도 경혈 주변을 따뜻하게 유지해주기 때문에 효과가 저하되지는 않는다.

180

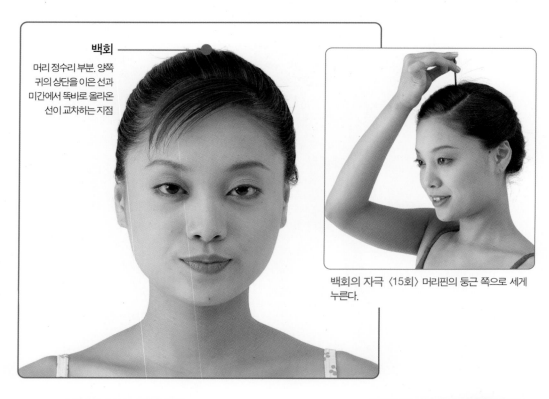

백회

머리 정수리 부분. 양쪽
귀의 상단을 이은 선과
미간에서 똑바로 올라온
선이 교차하는 지점

백회의 자극 〈15회〉 머리핀의 둥근 쪽으로 세게
누른다.

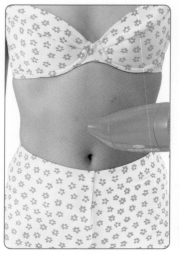

요부삼혈의 자극 〈손난로가 식을
때까지〉 시판하는 일회용 손난로를
붙여둔다. 이때 저온화상을 방지하기
위해 가끔 손난로의 위치를 바꿔준다.

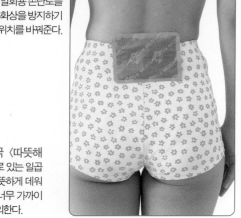

복부에 있는 경혈의 자극 〈따뜻해
질 때까지〉 배꼽을 중심으로 있는 일곱
개의 경혈을 원을 그리듯 따뜻하게 데워
준다. 이때 헤어드라이어를 너무 가까이
대어 화상을 입지 않도록 주의한다.

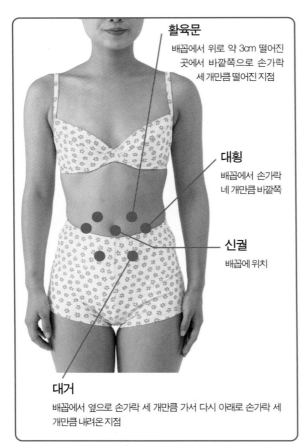

활육문
배꼽에서 위로 약 3cm 떨어진
곳에서 바깥쪽으로 손가락
세 개만큼 떨어진 지점

대횡
배꼽에서 손가락
네 개만큼 바깥쪽

신궐
배꼽에 위치

대거
배꼽에서 옆으로 손가락 세 개만큼 가서 다시 아래로 손가락 세
개만큼 내려온 지점

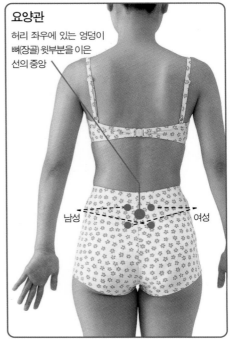

요양관
허리 좌우에 있는 엉덩이
뼈(장골) 윗부분을 이은
선의 중앙

남성   여성

요부삼혈
요양관을 중심으로 남자는 왼쪽 비스듬한 위와 오른쪽 비스듬
한 아래에 위치하고, 여성은 오른쪽 비스듬한 위와 왼쪽 비스
듬한 아래에 위치한다. 요양관과 치료점의 거리는 손가락 하나
정도다.

인후부 이물감

특효 경혈 : 척택(尺澤), 상척택(上尺澤)

팔꿈치에 있는 두 개의 경혈이 목의 증상을 개선한다

의료 기관에서 검사를 받으면 특별한 이상이 없는데도 자꾸 목에 뭔가 들어 있거나 붙어 있는 것 같은 느낌이 들어서 끊임없이 기침을 하거나 불쾌감을 호소하는 사람이 있다. 이런 증상으로 의료 기관에서 진찰을 받아도 특별한 원인이 나타나지 않는다면 치료법도 없다. 하지만 경혈을 자극하면 이런 심리적인 증상도 개선할 수 있다.

특히 목에 효과적인 경혈로 척택과 상척택을 들 수 있는데, 이 척택과 상척택은 호흡기의 기능과 관계가 있는 경혈로 이 두 경혈을 자극하면 호흡기의 기능이 좋아진다. 목은 호흡기가 시작되는 부위이므로 두 경혈을 자극하면 목 안의 증상을 개선할 수 있다.

효과적인 경혈자극법

척택과 상척택도 엄지 지문부분으로 세게 누르며 주무른다. 경혈 주변을 눌러보아 통증이 강하게 느껴지는 부분을 지압한다.

마음

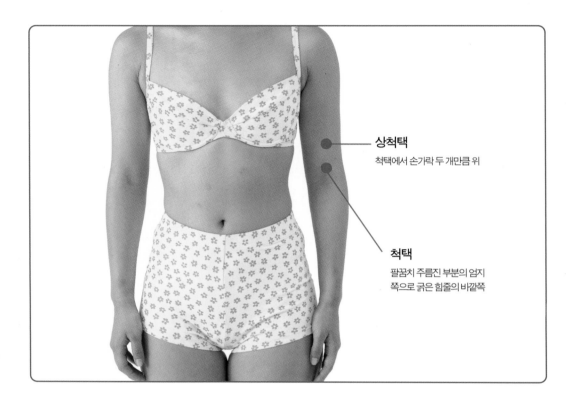

상척택
척택에서 손가락 두 개만큼 위

척택
팔꿈치 주름진 부분의 엄지
쪽으로 굵은 힘줄의 바깥쪽

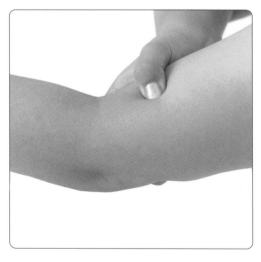

상척택의 지압〈5~10회〉 경혈 주변을 눌러보고 통증
이 느껴지는 부위를 엄지 바닥부분으로 강하게 눌러본다.
척택도 같은 방법으로 지압한다.

184

3장
여성, 남성, 어린아이를 위한
지압 마사지

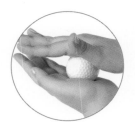 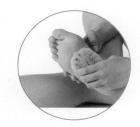

각 연령대에 나타나는 특유의 증상만을 따로 정리해 보았다.

가족의 건강을 관리하는 데 활용하길 바란다.

생리불순, 생리통

특효 경혈 : 생식구(生殖區), 삼음교(三陰交)

여성 호르몬 분비를 조절하는 경혈을 자극한다

경혈은 치료점인 동시에 몸의 상태를 가장 잘 반영하는 진단점이다. 이마 양쪽에 있는 생식구는 경혈보다 조금 범위가 넓은 치료지대이지만 동시에 진단지대이기도 하며, 이름에서도 짐작할 수 있듯이 생식과 관계된 부분의 상태를 반영한다.

예를 들어 건강한 사람은 생리할 때 이 지대의 온도가 2도 정도 상승하지만 생리불순이나 생리통이 있는 사람은 온도가 상승하지 않거나, 3도 이상 상승하기도 한다.

또한 삼음교도 예로부터 여성에게만 나타나는 여러 불쾌한 증상을 해소하는 경혈로 알려져 있다. 이 경혈은 여성 호르몬 분비를 촉진하는 효과가 있다.

효과적인 경혈자극법

생식구는 머리빗으로 가볍게 두드린다. 삼음교는 엄지 지문부분으로 마사지하든가, 솔로 가볍게 문지른다. 1분 정도 문지르면 분홍빛을 띠게 될 것이다.

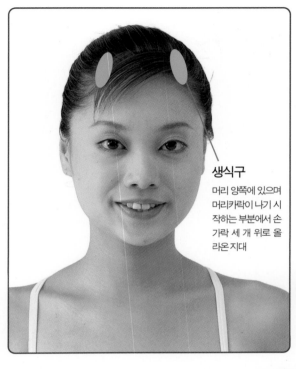

생식구

머리 양쪽에 있으며 머리카락이 나기 시작하는 부분에서 손가락 세 개 위로 올라온 지대

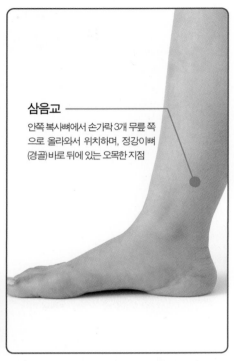

삼음교

안쪽 복사뼈에서 손가락 3개 무릎 쪽으로 올라와서 위치하며, 정강이뼈(경골)바로 뒤에 있는 오목한 지점

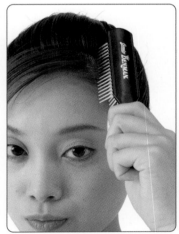

생식구의 자극 〈몇 십 회〉 머리빗으로 가볍게 두드린다.

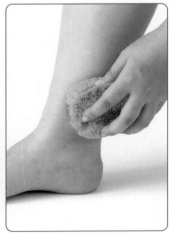

삼음교의 자극 〈1분〉 솔로 가볍게 문지르는 방법도 효과적이다.

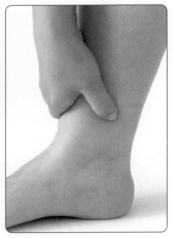

삼음교의 마사지 〈몇 분〉 엄지 지문 부분으로 원을 그리듯 마사지한다.

냉증

특효 경혈 : 신수(腎俞), 지실(志室), 양지(陽池)

하반신의 냉증에 효과가 높은 허리 경혈

경혈요법에서 냉증은 체내에 수분이 많이 고여 있어 발생한다고 본다. 따라서 필요없는 수분을 몸 밖으로 배출하면 냉증을 개선할 수 있다. 이런 효과가 있는 경혈이 허리에 있는 신수다. 신수는 방광과 관계가 깊은 경락으로 수분대사를 촉진하는 효과가 높다.

신수의 바깥쪽에 있는 지실은 요통에 특효 경혈로 알려져 있지만 신수와 같은 경락에 위치하므로 이 두 경락을 같이 자극하면 상승효과를 기대할 수 있다.

또한 손목에 있는 양지는 태양의 열이 모여 있는 연못이라는 의미처럼 열을 온몸으로 전달하는 경혈이다.

효과적인 경혈자극법

신수, 지실, 양지 모든 경혈은 헤어드라이어로 따뜻하게 해준다. 신수와 지실에는 일회용 손난로를 붙여두면 오랫동안 경혈부위를 따뜻하게 할 수 있다.

여성

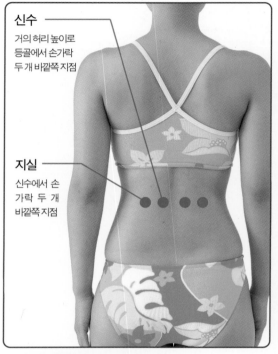

신수
거의 허리 높이로
등골에서 손가락
두 개 바깥쪽 지점

지실
신수에서 손
가락 두 개
바깥쪽 지점

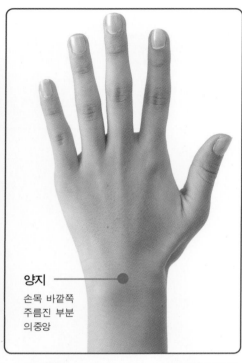

양지
손목 바깥쪽
주름진 부분
의 중앙

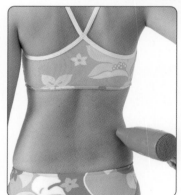

신수, 지실의 자극 〈따뜻해질 때까지〉
헤어드라이어로 두 개의 경혈을 중심으로
그 주변이 따뜻해질 때까지 열을 가한다.
이때 헤어드라이어를 너무 가까이 대어
화상을 입지 않도록 주의한다.

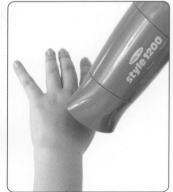

양지의 자극 〈따뜻해질 때까지〉 헤
어드라이어로 경혈을 중심으로 그 주변
이 따뜻해질 때까지 열을 가한다. 이때
헤어드라이어를 너무 가까이 대어 화상
을 입지 않도록 주의한다.

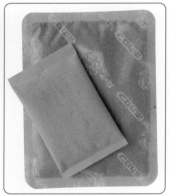

일회용 손난로를 속옷 위에 붙여두는
방법도 좋다. 손난로를 오랫동안 붙여
둘 때는 가끔 위치를 바꿔준다.

머리로 피가 올라가는 증상

특효 경혈 : 용천(湧泉), 제2대돈(第二大敦), 족삼리(足三里), 곤륜(崑崙)

발의 혈액흐름을 촉진하여 증상을 치료한다

'머리는 차게, 발은 따뜻한 상태'가 건강을 유지하는 조건이다. 이와 반대되는 상태가 머리에 열이 많고 발이 찬 증상이다. 이렇게 머리로 올라간 열을 발로 끌어내리는 작용을 하는 경혈이 용천이다.

발바닥의 장심에 위치한 용천을 자극하면 생명력이 솟아난다고 한다. 일반적으로 발바닥을 자극하면 발에 고인 혈액을 심장으로 되돌려 보내는 작용을 하는데, 용천은 이런 효과가 특히 높은 경혈이다.

이와 함께 엄지발가락에 있는 제2대돈, 정강이의 족삼리, 발꿈치의 곤륜과 발에 있는 모든 경혈을 자극한다.

효과적인 경혈자극법

용천은 솔로 가볍게 문지른다. 제2대돈에는 시판하는 뜸을 놓고, 족삼리는 검지, 중지, 약지 세 손가락 지문부분으로 지압한다. 곤륜은 이쑤시개를 묶어 그 끝으로 자극한다.

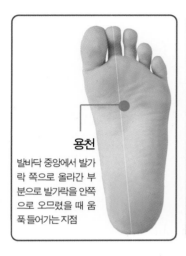

용천

발바닥 중앙에서 발가
락 쪽으로 올라간 부
분으로 발가락을 안쪽
으로 오므렸을 때 움
푹 들어가는 지점

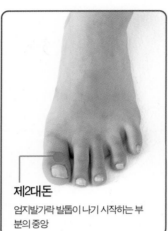

제2대돈

엄지발가락 발톱이 나기 시작하는 부
분의 중앙

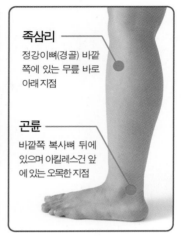

족삼리

정강이뼈(경골) 바깥
쪽에 있는 무릎 바로
아래 지점

곤륜

바깥쪽 복사뼈 뒤에
있으며 아킬레스건 앞
에 있는 오목한 지점

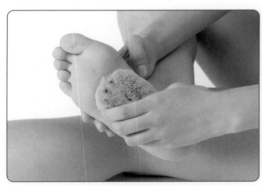

용천의 자극 〈1분〉 솔로 가볍게 문지른다.

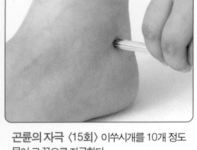

곤륜의 자극 〈15회〉 이쑤시개를 10개 정도
묶어 그 끝으로 자극한다.

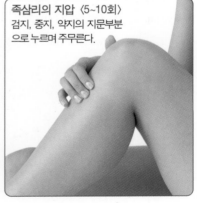

족삼리의 지압 〈5~10회〉
검지, 중지, 약지의 지문부분
으로 누르며 주무른다.

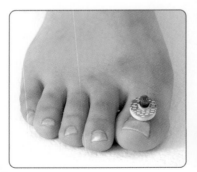

제2대돈의 자극 〈3회〉
시판하는 뜸을 놓는다.

여성

불임증

특효 경혈 : 관원(關元), 삼음교(三陰交)

자궁을 튼튼하게 만들어 임신이 잘 되게 하는 복부의 경혈

현대의학에서 불임치료 분야는 정말 눈부시게 진보하여 이 기술로 아이를 갖게 된 사람들이 계속 증가하고 있다. 하지만 새로운 치료기술일수록 건강보험이 적용되지 않으므로 엄청난 비용이 들어간다. 그리고 무엇보다 마음에 걸리는 부분이 부작용을 동반하는 치료가 많다는 점이다.

하지만 경혈요법은 우리 몸에 있는 자연치유력을 바탕으로 하는 치료법이므로 부작용이 생길 걱정이 전혀 없다. 불임에 효과적인 경혈은 배꼽 아래에 있는 관원이다.

관원은 자궁 바로 위에 위치하므로 이 경혈을 자극하면 자궁의 활동을 활성화할 수 있다. 여기에 여성의 모든 증상에 효과가 높은 삼음교를 더해 자극한다.

효과적인 경혈자극법

관원을 중심으로 헤어드라이어로 그 주변을 따뜻하게 한다. 삼음교는 솔로 가볍게 문지르든지 관원과 마찬가지로 헤어드라이어로 열을 가한다.

여성

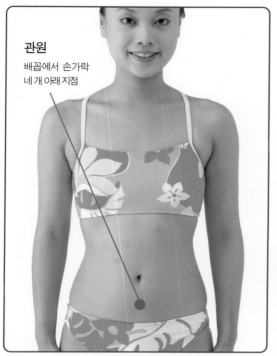

관원
배꼽에서 손가락
네 개 아래 지점

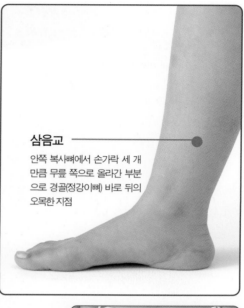

삼음교
안쪽 복사뼈에서 손가락 세 개
만큼 무릎 쪽으로 올라간 부분
으로 경골(정강이뼈) 바로 뒤의
오목한 지점

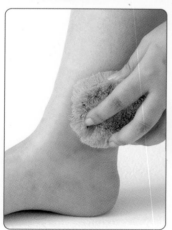

삼음교의 자극 〈1분〉 솔로 가볍게
문지른다.

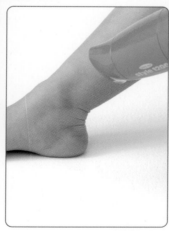

삼음교의 자극 〈따뜻해질 때까지〉
관원과 같은 방법으로 헤어드라이어로
열을 가한다.

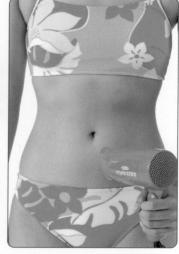

관원의 자극 〈따뜻해질 때까지〉 헤어
드라이어로 경혈을 중심으로 그 주변이
따뜻해질 때까지 열을 가한다. 이때 헤어
드라이어를 너무 가까이 대어 화상을 입
지 않도록 주의한다.

여
성

갱년기 증상

특효 경혈 : 삼음교(三陰交), 혈해(血海), 양지(陽池), 용천(湧泉)

호르몬 분비와 활력을 높여주는 발의 경혈

갱년기 증상을 개선하는 데는 안쪽 복사뼈 위에 있는 삼음교가 탁월한 효과를 발휘한다. 삼음교는 세 개의 경락이 교차한다는 의미다. 이 세 개의 경락은 온몸의 활력, 생리기능, 호르몬 분비 등과 관련이 있기 때문에 삼음교를 자극하면 다양한 증상이 개선된다. 특히 생식이나 여성호르몬 분비와 관계가 깊으므로 생리와 관계있는 증상을 개선하는 데 널리 사용된다.

또한 혈해는 '피가 모이는 부분'이라는 의미로 예로부터 갱년기 증상에 사용되어온 경혈이고, 양지는 혈액순환을 촉진하는 경혈, 용천은 젊음을 되찾게 하는 경혈이다. 이 경혈들을 함께 자극하면 효과는 몇 배로 올라간다.

효과적인 경혈자극법
삼음교와 용천은 솔로 가볍게 문지르고, 혈해는 머리핀의 둥근 쪽으로 자극한다. 양지는 헤어드라이어로 따뜻하게 해준다.

194

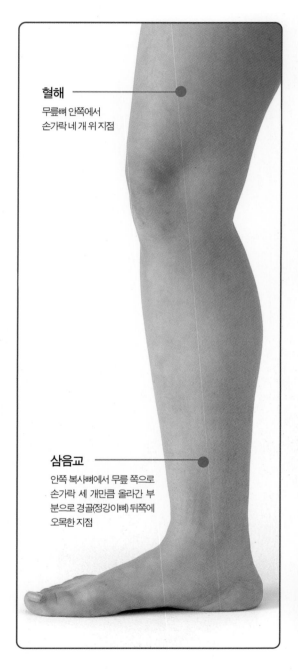

혈해
무릎뼈 안쪽에서
손가락 네 개 위 지점

삼음교
안쪽 복사뼈에서 무릎 쪽으로
손가락 세 개만큼 올라간 부
분으로 경골(정강이뼈) 뒤쪽에
오목한 지점

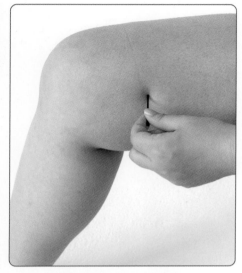

혈해의 자극 〈15회〉 머리핀의 둥근 쪽으로 누른다.

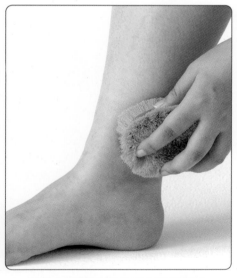

삼음교의 자극 〈1분〉 솔로 가볍게 문지른다.

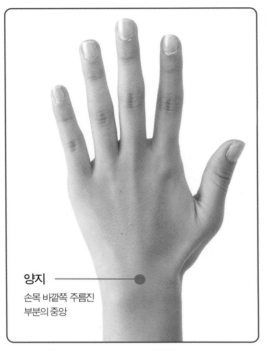

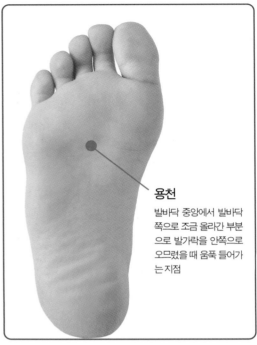

양지

손목 바깥쪽 주름진
부분의 중앙

용천

발바닥 중앙에서 발바닥
쪽으로 조금 올라간 부분
으로 발가락을 안쪽으로
오므렸을 때 움푹 들어가
는 지점

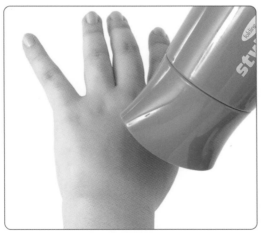

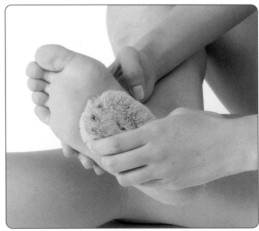

양지의 자극 〈따뜻해질 때까지〉 헤어드라이어로 경혈을
중심으로 주변이 따뜻해질 때까지 열을 가한다. 이때 헤어드
라이어를 너무 가까이 대어 화상을 입지 않도록 주의한다.

용천의 자극 〈1분〉 솔로 가볍게 문지른다.

빈혈

특효 경혈 : 신혈(腎穴), 수심(手心), 대릉(大陵), 신문(神門)

효과가 높은 경혈이 손에 집중되어 있다

경혈요법에서 빈혈은 생명력이 쇠퇴하여 발생한다고 보고 생명력을 보충하는 치료를 실시한다. 생명력의 쇠퇴는 나이가 들면서 일어나는 자연스러운 증상이지만 젊은 사람 가운데서도 스트레스나 영양부족 등으로 나타나기도 하기에 연령에 관계없이 같은 경혈을 자극한다.

생명력의 쇠퇴를 '신허'라고 하는데 이는 신장의 활동과 관계가 있다. 이 때문에 신장의 활동을 활발하게 해주는 신혈을 중심으로 자극한다. 신혈은 새끼손가락에 있다. 여기에 손바닥 중심에 있는 수심, 손목에 있는 대릉과 신문도 함께 자극한다.

효과적인 경혈자극법

신혈은 엄지와 검지로 잡아서 엄지 지문부분으로 마사지한다. 수심은 양손 바닥에 골프공을 끼워 넣고 굴린다. 대릉은 엄지 지문부분으로, 신문은 엄지와 검지로 손목을 잡아서 지압한다.

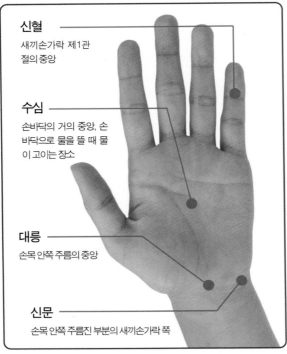

신혈 새끼손가락 제1관 절의 중앙

수심 손바닥의 거의 중앙, 손 바닥으로 물을 뜰 때 물 이 고이는 장소

대릉 손목 안쪽 주름의 중앙

신문 손목 안쪽 주름진 부분의 새끼손가락 쪽

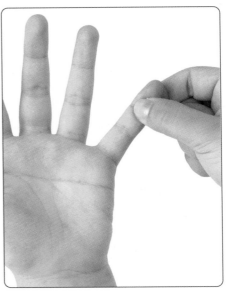

신혈의 마사지 〈몇 분〉 엄지와 검지로 잡고 엄지 지문부분으로 주물러 풀어준다.

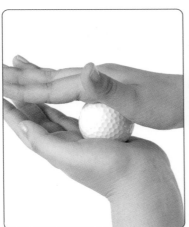

수심의 자극 〈몇 분〉 골프공을 두 손바닥 중앙에 끼워 넣고 데굴데굴 굴린다.

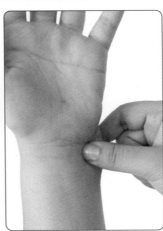

신문의 지압 〈5~10회〉 엄지와 검 지로 잡아서 엄지 지문부분으로 누르 며 주무른다.

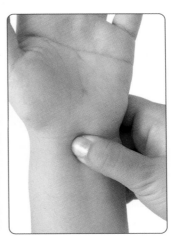

대릉의 지압 〈5~10회〉 엄지 지문 부분으로 누르며 주무른다.

198

빈혈을 치료하는 식사

대부분의 빈혈은 철분부족으로 발생하는 철분결핍성 빈혈이다. 특히 사춘기 여성은 철분결핍성 빈혈에 걸리기 쉬운데 이 시기에 무리한 다이어트를 하면 철분부족이 더욱 심각한 상태로 진행된다. 빈혈이 되면 얼굴색이 창백해지고 피부에서 생기가 사라진다. 아름다운 피부를 만들려면 균형에 맞는 식사를 제대로 취해야 한다.

철분은 간, 달걀의 노른자, 멸치처럼 뼈째 먹는 작은 생선, 바지락이나 모시조개 등의 조개류, 콩가루나 된장 등의 대두제품, 김 종류, 파슬리 같은 녹색 채소에 많이 함유되어 있다. 이런 식품을 자주 식탁에 올린다. 철분은 비타민 C와 함께 섭취하면 흡수가 잘 된다.

비타민 C가 많은 채소나 과일도 충분히 섭취한다. 또한 헤모글로빈을 만들려면 단백질도 필요하므로 고기, 어류, 대두제품 등도 충분히 먹는다.

빈뇨, 요실금

특효 경혈 : 수분(水分), 중극(中極), 수도(水道), 수천(水泉), 실면(失眠)

배에 있는 경혈을 따뜻하게 하여 수분을 조절한다

여성의 빈뇨, 요실금은 주로 임신과 출산으로 골반저라는 하복부의 장기를 지탱하는 조직이 느슨해지면서 발생한다. 경혈요법에서는 빈뇨와 요실금이 체내의 수분을 조절하지 못하는 데 그 원인이 있다고 생각한다. 수분대사를 원활하게 하는 데 효과가 높은 경혈은 배에 있는 수분, 수도, 중극과 발꿈치에 있는 수천이다.

이외에 빈뇨 때문에 잠을 깊이 자지 못하는 경우에는 수면장애에 효과가 있는 발바닥의 실면을 첨가한다.

효과적인 경혈자극법

배에 있는 경혈을 따뜻하게 해준다. 수분과 수도에는 시판하는 뜸을 놓는다. 중극은 뜸을 놓기 힘든 부위이므로 헤어드라이어로 열을 가하든지, 다른 사람의 도움을 받아 뜸을 뜬다.

수천은 솔로 가볍게 문지르고, 실면은 나무방망이의 가는 부분으로 가볍게 두드린다. 이렇게 가는 부분으로 두드리면 더욱 강한 자극을 줄 수 있다.

200

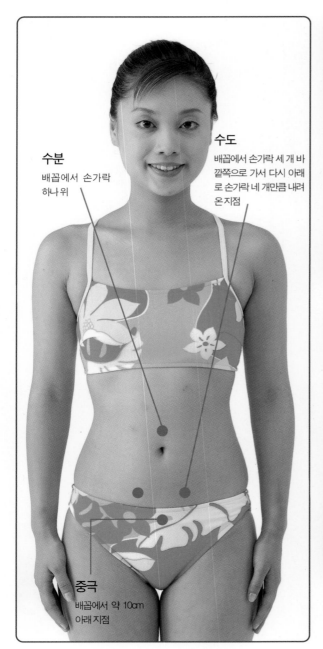

수분

배꼽에서 손가락
하나 위

수도

배꼽에서 손가락 세 개 바
깥쪽으로 가서 다시 아래
로 손가락 네 개만큼 내려
온 지점

중극

배꼽에서 약 10cm
아래 지점

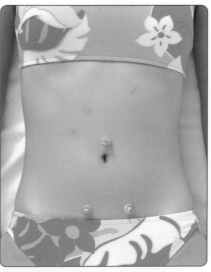

수분과 수도의 자극 〈3회〉 시판하는 뜸을 놓는다.

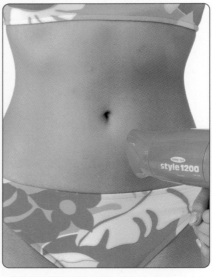

중극의 자극 〈따뜻해질 때까지〉 헤어드라이어
로 수분, 수도를 포함한 세 개의 경혈을 중심으로 주
변이 따뜻해질 때까지 열을 가한다. 헤어드라이어
를 너무 가까이 대어 화상을 입지 않도록 주의한다.

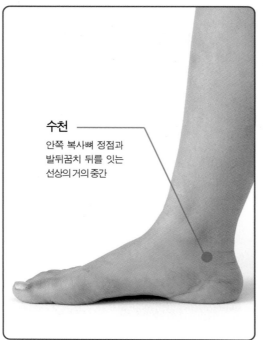

수천
안쪽 복사뼈 정점과
발뒤꿈치 뒤를 잇는
선상의 거의 중간

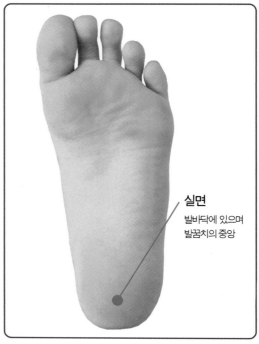

실면
발바닥에 있으며
발꿈치의 중앙

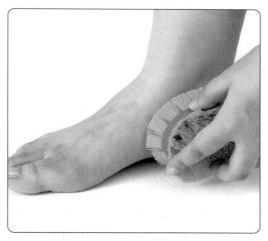

수천의 자극 〈1분〉 솔로 가볍게 문지른다.

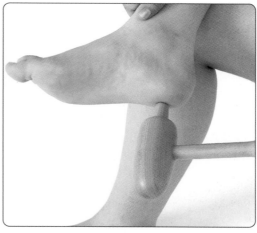

실면의 자극 〈50~100회〉 나무방망이의 가는 부분으로 리드
미컬하게 두드린다.

불감증

특효 경혈 : 귀두혈(龜頭穴), 삼음교(三陰交), 장강(長强), 중도(中都)

발과 허리를 따뜻하게 하여 기혈의 흐름을 촉진한다

엄지발가락 끝에 있는 귀두혈을 중심으로 자극한다. 이 경혈은 여성뿐 아니라 남성의 불감증(발기부전)에도 효과가 높은 경혈이다.

불감증인 사람은 이 부분이 거칠거나, 물렁물렁하거나 또는 힘이 없다. 귀두혈을 자극하여 이런 증상이 사라지면 불감증도 해소된다. 여기에 안쪽 복사뼈에 있는 삼음교와 그 위에 있는 중도, 엉덩이 아래쪽에 있는 장강을 첨가한다.

효과적인 경혈자극법

귀두혈에는 시판하는 뜸을 놓는다. 시판용 뜸에는 아래쪽에 접착제가 붙어 있어 발끝처럼 뜸을 놓기 힘든 부위에도 간편하게 사용할 수 있다. 발끝을 조금 위로 올리면 뜸을 놓기 쉬운 상태가 된다.

삼음교, 중도, 장강은 헤어드라이어로 열을 가한다. 경혈 모두 충분히 따뜻하게 해야 더욱 높은 효과를 얻을 수 있다.

여성

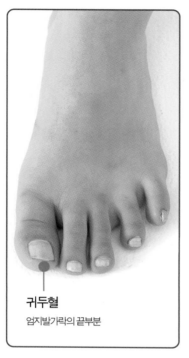

귀두혈
엄지발가락의 끝부분

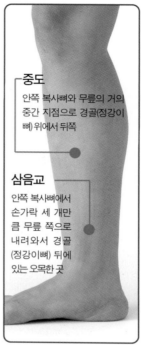

중도
안쪽 복사뼈와 무릎의 거의 중간 지점으로 경골(정강이뼈) 위에서 뒤쪽

삼음교
안쪽 복사뼈에서 손가락 세 개만큼 무릎 쪽으로 내려와서 경골(정강이뼈) 뒤에 있는 오목한 곳

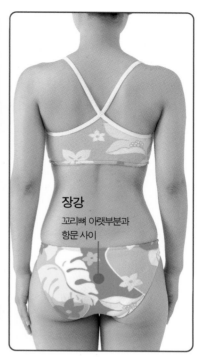

장강
꼬리뼈 아랫부분과 항문 사이

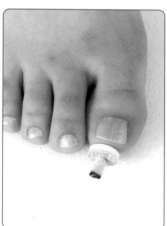

귀두혈의 자극 〈3회〉 시판하는 뜸을 놓는다.

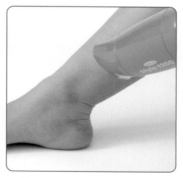

삼음교의 자극 〈따뜻해질 때까지〉 헤어드라이어로 경혈을 중심으로 따뜻해질 때까지 열을 가한다. 이때 헤어드라이어를 너무 가까이 대어 화상을 입지 않도록 주의한다. 중도와 같은 방법으로 열을 가한다.

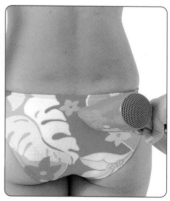

장강의 자극 〈따뜻해질 때까지〉 헤어드라이어로 경혈을 중심으로 그 주변이 따뜻해질 때까지 열을 가한다. 이때 헤어드라이어를 너무 가까이 대어 화상을 입지 않도록 주의한다.

204

탈모

특효 경혈 : 용천(湧泉), 명문(命門), 신수(腎俞)

발바닥에 있는 젊어지는 경혈을 지속적으로 자극한다

발바닥에 있는 용천을 자극하면 생명력이 솟아난다고 한다. 그러면 당연히 두피의 혈액순환도 좋아져서 머리카락이 덜 빠진다. 대머리는 새로 나는 머리카락의 속도가 빠지는 머리카락의 속도를 따라가지 못하기 때문에 발생한다.

탈모를 억제한다면 얼마 지나지 않아 머리카락의 양이 많아질 것이다. 허리의 명문과 신수에도 용천과 동일한 효과가 있으므로 이곳도 같이 자극하면 상승효과를 기대할 수 있다.

효과적인 경혈자극법

용천은 발바닥으로 골프공을 데굴데굴 굴려서 자극한다. 경혈을 중심으로 그 주변을 몇 분 동안 자극하면 발바닥 전체가 따뜻해진다. 용천은 피로를 해소하는 효과도 있으므로 회사에 골프공을 놓아두면 일의 능률도 향상될 것이다. 명문과 신수는 헤어드라이어, 뜸, 목욕솔 등으로 자극한다.

남성

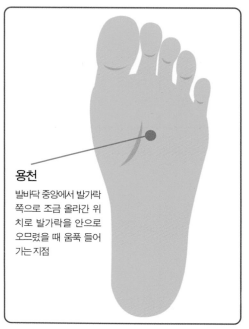

용천
발바닥 중앙에서 발가락
쪽으로 조금 올라간 위
치로 발가락을 안으로
오므렸을 때 움푹 들어
가는 지점

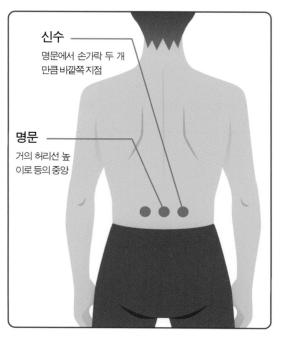

신수
명문에서 손가락 두 개
만큼 바깥쪽 지점

명문
거의 허리선 높
이로 등의 중앙

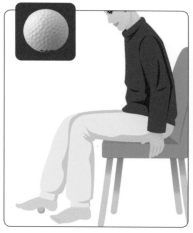

용천의 자극 〈몇 분〉 발바닥에 골프공을 놓
아두고 굴린다. 경혈을 중심으로 해서 그 주변
까지 골프공으로 자극한다. 한 발씩 번갈아 자
극해도 좋고, 양쪽 발을 동시에 자극해도 좋
다. 발 전체가 따뜻해질 때까지 자극한다

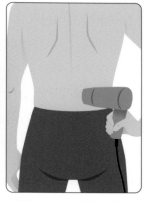

명문, 신수의 자극 〈따뜻해
질 때까지〉 헤어드라이어로 두
경혈을 중심으로 주변이 따뜻해
질 때까지 열을 가한다. 이때 헤
어드라이어를 너무 가까이 대어
화상을 입지 않도록 주의한다.

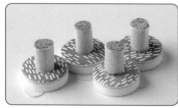

시판하는 뜸을 사용하면 편리하다. 뜸은 한
곳에 3회 연속해서 뜬다.

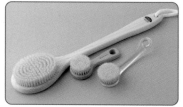

목욕솔로 문질러도 같은 효과를 얻을 수 있
다. 가볍게 1분 정도 문지른다. 욕탕에 들어
가서 문질러도 효과에는 차이가 없다.

남성

배뇨장애

특효 경혈 : 지음(至陰), 중극(中極), 회음점(會陰點), 수천(水泉), 수도(水道)

발가락에 있는 경혈로 방광과 전립선의 수분대사를 촉진한다

배뇨장애의 원인은 대부분 전립선의 비대에 있다. 전립선비대증은 노화에 따라 발생하는 남성의 질병으로 전립선이 커지면 전립선 바로 옆에 있는 방광의 출구가 압박을 받아 소변이 나오기 힘들어진다.

다섯째발가락에 있는 지음은 방광의 활동에 관계하는 경락이 있는 경혈로 이 경혈을 자극하면 방광과 전립선의 상태가 좋아져 소변이 잘 나온다. 여기에 배에 있는 중극과 수도, 손에 있는 회음점, 발꿈치에 있는 수천을 더해 자극한다.

효과적인 경혈자극법

지음은 엄지와 검지로 잡아서 자주 주물러서 풀어준다. 시간은 1~2분 정도가 적당하다. 특히 잠자리에 들기 전에 마사지하면 효과가 크다. 중극, 수도, 회음점에는 시판하는 뜸을 놓는다. 수천은 솔로 가볍게 문지른다.

남성

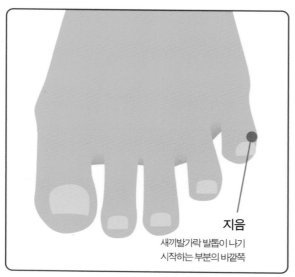

지음

새끼발가락 발톱이 나기
시작하는 부분의 바깥쪽

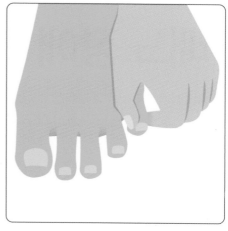

지음의 마사지 〈1~2분〉 엄지와 검지 지문부분으
로 새끼발가락의 발톱을 양쪽으로 잡고 주물러서 풀
어준다.

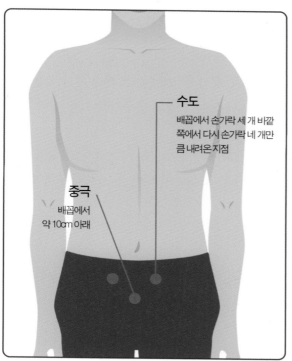

수도

배꼽에서 손가락 세 개 바깥
쪽에서 다시 손가락 네 개만
큼 내려온 지점

중극

배꼽에서
약 10cm 아래

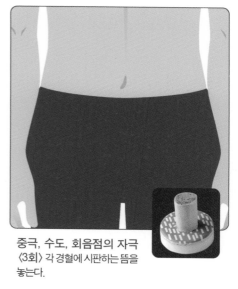

중극, 수도, 회음점의 자극
〈3회〉 각 경혈에 시판하는 뜸을
놓는다.

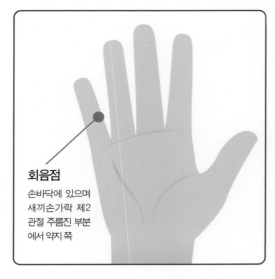

회음점

손바닥에 있으며
새끼손가락 제2
관절 주름진 부분
에서 약지 쪽

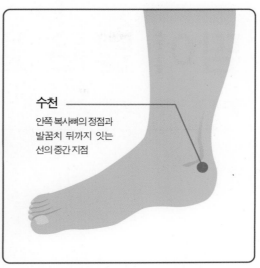

수천

안쪽 복사뼈의 정점과
발꿈치 뒤까지 잇는
선의 중간 지점

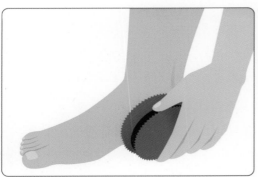

수천의 자극 〈1분〉 솔로 가볍게 문지른다.

땀이 많은 발

특효 경혈 : 족심(足心), 발가락의 연결부위 안쪽

발바닥에 있는 경혈이 신진대사와 해독작용을 높여준다

직장에서 근무하는 남성은 대부분 하루 종일 구두와 양말을 신은 채로 지낸다. 이로 말미암아 발의 혈액순환이 잘 되지 않아 신진대사가 나빠지고 해독작용도 저하된다.

또한 발에서 발산되는 수분이 밖으로 나오지 못하므로 신발 안에서 피지(피부에서 나오는 지방분)와 섞여 발이 축축한 상태가 계속된다. 이렇게 해서 나타나는 증상 가운데 하나가 땀이 많은 발이다.

발바닥에 있는 족심을 자극하면 발의 혈액순환이 촉진되어 신진대사와 해독작용이 원활해진다. 발가락 연결부위 안쪽을 자극하면 효과가 더욱 높아진다.

효과적인 경혈자극법

족심은 가볍게 주먹을 쥐고 리드미컬하게 두드리거나 골프공을 발바닥에 놓고 굴려서 자극한다. 발가락 연결부위 안쪽은 엄지와 검지로 발가락을 감싸듯 잡고 누르며 주무른다.

남성

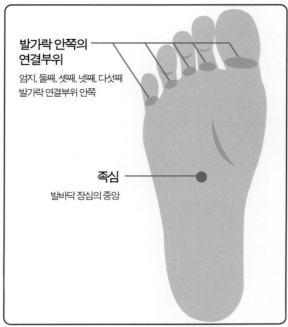

발가락 안쪽의
연결부위

엄지, 둘째, 셋째, 넷째, 다섯째
발가락 연결부위 안쪽

족심

발바닥 장심의 중앙

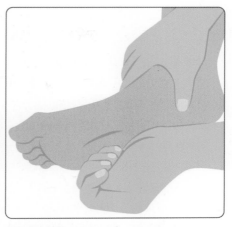

족심의 자극 〈50~100회〉 가볍게 주먹을 쥐고 리 드미컬하게 두드린다.

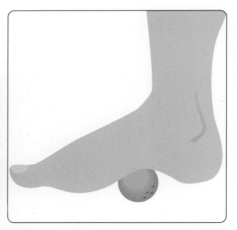

족심의 자극 〈몇 분〉 골프공으로 자극하는 방법도 좋다. 발바닥 아래 골프공을 놓아두고 데굴데굴 굴 린다. 경혈을 중심으로 주변에도 골프공이 닿게 한 다. 발바닥 전체가 따뜻해질 때까지 자극한다.

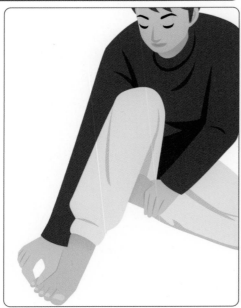

발가락의 연결부위 마사지 〈몇 분〉 검지 지문부분 을 발가락 연결부위 안쪽에 대고 엄지와 검지로 발가 락을 감싸듯 잡고 누르며 주무른다. 엄지발가락에서 다섯째발가락까지 같은 방법으로 마사지한다.

발을 건강하게 하려면 청결하고 건조한 상태를 유지한다

하루 종일 같은 양말과 신발을 신은 상태로 쾌적한 발을 유지할 수는 없다. 따뜻하고 축축한 신발 안은 세균도 번식하기 쉬워서 악취와 무좀의 원인이 된다. 되도록 회사에서는 구두와 양말을 벗고 슬리퍼를 신으면 좋겠지만 이렇게 할 수 없다면 적어도 여분의 양말을 들고 가서 갈아 신는다. 손수건 등으로 땀과 지방분을 제거한 다음 새 양말로 갈아 신으면 좀더 쾌적하게 지낼 수 있다.

목욕할 때는 발가락 사이까지 비누로 깨끗하게 씻고, 목욕을 끝낸 후에는 잘 마른 수건으로 발에 남은 물기를 꼼꼼하게 닦아낸다. 가정에 있을 때는 되도록 맨발로 지낸다. 집 안의 온도가 낮아서 실내에서도 양말을 신어야 할 때는 발가락 끝이 갈라진 형태가 좋다. 구두는 집에 돌아오면 곧바로 신발장 안에 넣지 말고 현관에 놓아 두어 수분을 증발시킨다. 매일 같은 구두를 신지 말며 신발장에 수납할 때는 건조제를 함께 넣어둔다.

정력감퇴

특효 경혈 : 귀두혈(龜頭穴), 장강(長强), 음교(陰交), 지음(至陰)

엄지발가락 끝에 효과가 높은 경혈이 있다

정력 감퇴의 상징적인 증상이 임포텐스(impotence)일 것이다. 의사에게 상담하기도 힘든 부분이므로 그대로 방치하다가 가정불화의 원인이 되는 사례도 있다. 하지만 경혈요법은 다른 사람의 도움이 없어도 이 증상을 개선할 수 있다. 특히 추천하고 싶은 경혈이 엄지발가락 끝에 있는 귀두혈이다.

귀두혈은 경혈명에서 알 수 있는 바와 같이 구두의 상태를 잘 반영하는 경혈로 임포텐스인 사람은 이 부분이 부어 있다. 한편 지구력을 높이려면 다섯째발가락에 있는 지음을 자극한다. 여기에 꼬리뼈 아래에 있는 장강, 배에 있는 음교를 더해 자극한다.

효과적인 경혈자극법

귀두혈에는 시중에서 판매하는 뜸을 놓는다. 지음에도 같은 방법으로 뜸을 놓아도 좋고, 엄지와 검지로 발가락을 감싸 쥐고 마사지하는 방법도 좋다. 장강, 음교도 뜸을 사용하거나 헤어드라이어로 따뜻하게 해준다.

남성

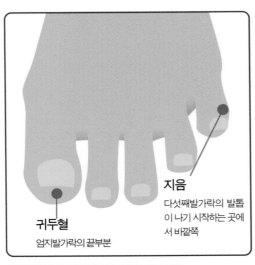

지음

다섯째발가락의 발톱
이 나기 시작하는 곳에
서 바깥쪽

귀두혈

엄지발가락의 끝부분

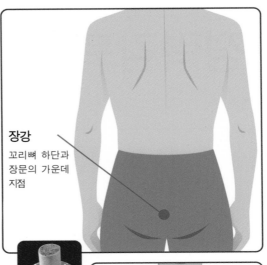

장강

꼬리뼈 하단과
장문의 가운데
지점

장강의 자극 〈3회〉
시판하는 뜸을 놓는다.

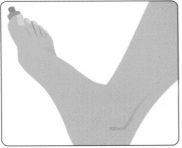

귀두혈의 자극 〈3회〉 시판하는 뜸을 놓는다.

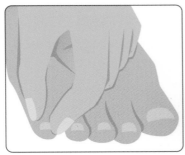

지음의 마사지 〈1~2분〉 엄지 지문부분
을 경혈에 대고 엄지와 검지로 다섯째발가
락을 감싸듯 잡고 주물러서 풀어준다.

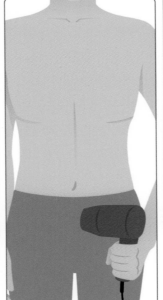

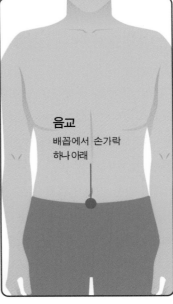

음교

배꼽에서 손가락
하나 아래

음교의 자극 〈따뜻해질 때까지〉 헤어드
라이어로 경혈을 중심으로 주변이 따뜻해질
때까지 열을 가한다. 헤어드라이어를 너무
가까이 대어 화상을 입지 않도록 주의한다.

밤에 자주 깨서 울고, 짜증이 심하다

특효 경혈 : 신주(身柱), 명문(命門)

등과 허리에 있는 경혈이 몸과 마음을 안정시킨다

등에 있는 신주라는 경혈은 마음을 차분하게 하고, 허리에 있는 명문은 몸은 안정시키는 효과가 있다. 어린아이의 경우에는 경혈의 위치를 찾아내기 어려우므로 대충 짐작으로 그 주변을 가볍게 마사지한다.

효과적인 경혈자극법

신주나 명문 모두 어머니의 무릎 위에 아이의 상반신을 올려놓거나, 안거나 팔베개를 하여 등에서 허리까지 천천히 문질러준다. 이렇게 하면 경혈 위로 손가락이나 손바닥이 지나가면서 저절로 자극이 된다.

매일 밤마다 깨서 우는 아이라면 잠들기 전에 쌀알이나 은단을 반창고에 고정시켜 경혈에 붙여두면 좋다. 하지만 특히 어린아이의 피부는 민감하므로 빨갛게 달아오르거나 벗겨질 듯하면 곧바로 떼어낸다.

어린아이

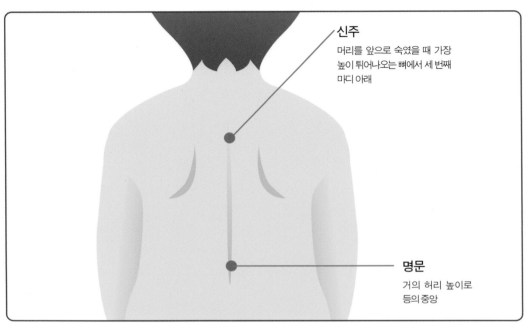

신주
머리를 앞으로 숙였을 때 가장
높이 튀어나오는 뼈에서 세 번째
마디 아래

명문
거의 허리 높이로
등의 중앙

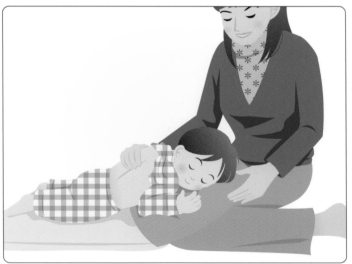

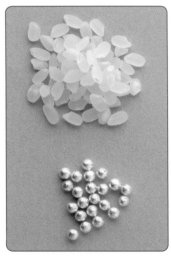

신주와 명문의 마사지 〈몇 분〉 어머니 무릎 위에 아이를 눕히고 엄지, 중지, 약지, 새끼손가락의 지문부분이나 손바닥으로 전체를 천천히 부드럽게 쓰다듬는다. 잠옷 위에서 만져줘도 좋고, 추울 때는 아이 위에 이불을 덮어두고 어머니가 손을 넣어 만져주어도 좋다.

자기 전에 쌀알이나 은단을 반창고에 고정시켜 경혈에 붙여두면 좋다. 하지만 그 부위가 붓거나 벗겨질 듯하면 곧바로 떼어낸다.

216

밤에 깨서 우는 아이 이렇게 대처한다

밤에 깨서 우는 이유에는 무서운 꿈을 꾸거나, 낮에 너무 흥분해서 등 여러 가지가 있지만 확실한 원인은 알 수 없다. 아이의 울음을 금방 멎게 하는 '특효약' 도 물론 없지만 가장 손쉽고 빠른 방법이 모유나 우유를 먹이는 일이다.

또한 방이 너무 건조하거나, 옷을 너무 많이 입혔거나, 두꺼운 이불 등이 아이가 밤에 깨서 우는 원인이 될 때도 있다. 어린아이는 어머니보다 체온이 높으므로 어머니를 기준으로 생각하여 온도를 맞추면 아이에게는 너무 덥다. 이불은 어머니가 덮는 두께보다 조금 얇은 것으로 한다.

또한 자기 전에 미지근한 물로 목욕시키거나, 재울 때 어머니가 아이의 눈을 따뜻하고 부드럽게 바라보면 아이가 기분 좋게 잠들 수 있다. 한약으로는 억간산(抑肝散), 소건중탕(小建中湯), 시호가용골모려탕(柴胡加龍骨牡蠣湯), 감맥대조탕(甘麥大棗湯), 억간산가진피반하(抑肝散加陳皮半夏) 등이 효과가 있으므로 소아과 의사와 상담한 후에 먹인다. 억간산은 어머니와 아이가 함께 먹으면 효과가 더 높아진다.

허약체질

특효 경혈 : 신궐(神闕), 상완(上脘), 하완(下脘), 대횡(大橫)

배의 상태를 조절하면 건강해진다

허약체질인 아이는 대부분 위장의 활동이 나빠서 식욕이 없을 뿐 아니라 섭취한 음식에서 영양소를 충분히 흡수하지 못한다. 먼저 위장의 활동을 조절하는 경혈을 자극하여 필요한 영양소를 흡수할 수 있는 몸을 만든다.

배꼽 위치에 있는 신궐은 위장을 비롯한 내장의 움직임을 활성화하는 경혈이다. 여기에 배에 있는 경혈인 상완, 하완, 대횡을 더해 자극한다.

효과적인 경혈자극법

신궐, 상완, 하완, 대횡 모두 헤어드라이어로 열을 가한다. 어린아이의 피부는 특히 더 민감하므로 화상을 입지 않도록 충분한 거리를 두고 헤어드라이어를 쐬도록 한다. 온도 조절이 가능한 헤어드라이어라면 낮은 온도로 설정하여 자극한다. 이때도 역시 아이의 표정을 계속 확인하면서 아이가 뜨거워하는지를 살핀다.

어린아이

218

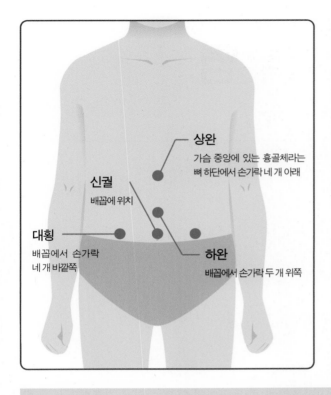

상완
가슴 중앙에 있는 흉골체라는
뼈 하단에서 손가락 네 개 아래

신궐
배꼽에 위치

대횡
배꼽에서 손가락
네 개 바깥쪽

하완
배꼽에서 손가락 두 개 위쪽

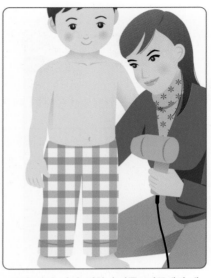

신궐, 상완, 하완, 대횡의 자극 〈**따뜻해질 때까지**〉 헤어드라이어로 네 개의 경혈을 중심으로 그 주변이 따뜻해질 때까지 열을 가한다. 화상을 입지 않도록 헤어드라이어의 거리를 충분히 띄우고 어머니의 손에 온풍을 대어 보아 온도를 직접 확인하고 나서 경혈자극을 실시한다.

아이를 마음껏 뛰어 놀게 하라

몸이 약한 아이의 부모는 축구교실이나 수영교실에 보내면 몸을 튼튼해질 것이라고 쉽게 생각하는 경향이 있다. 그러나 분명 축구나 수영은 몸을 단련하는 데는 도움이 되지만 아이에게 강제로 이런 강습을 받게 하면 아이가 운동을 싫어하게 되는 역효과를 초래한다. 축구나 수영을 할 때 아이의 표정이 시무룩하거나, 즐겁지 않아 보이면 강습을 지속할지를 신중히 고려해보라.

어린아이에게 운동을 시킬 때는 몸을 움직이는 즐거움을 충분히 맛보게 하는 것이 가장 중요하다. 이렇게 하려면 특별한 프로그램은 필요없다. 야외에서 마음껏 뛰어 놀게 하면 그것이 바로 몸을 단련하는 운동이다. 어린아이는 어머니의 손을 잡고 함께 걷는 것만으로도 운동이 된다. 또 유치원에 갈 정도의 연령이 되면 친구끼리 놀게 한다. 이때 부모는 적당한 거리에서 지켜보는 자세가 좋다.

하지만 초여름에서 가을까지는 낮 시간에 자외선이 강하기 때문에 야외에서 놀게 할 때는 피부와 눈을 보호하기 위해 반드시 모자를 씌운다.

아토피성 피부염

특효 경혈 : 비노(臂臑), 견우(肩髃), 대추(大椎), 합곡(合谷)

어깨와 팔에 피부를 튼튼하게 하는 경혈이 있다

아토피성 피부염에 걸리면 참기 힘든 정도의 가려움을 느끼는데 이 때문에 피부를 긁어 작은 상처가 많이 나게 된다. 아토피성 피부염에 걸린 아이의 피부는 쉽게 건조해져서 유해 물질로부터 피부를 지키는 보호기능이 저하된 상태다. 여기에 또 상처가 생기기 때문에 아주 작은 자극만으로도 염증이 발생하는 악순환에 빠진다.

팔 위쪽에 있는 비노는 가려움을 억제하는 효과가 높은 경혈로 이 경혈을 자극하면 가려움의 악순환을 끊을 수 있다. 여기에 견우, 대추, 합곡도 더한다.

효과적인 경혈자극법

비노, 견우, 대추에는 뜸을 뜨는 방법이 좋지만 갓난아기일 경우에는 화상을 입을 우려가 있으므로 헤어드라이어로 열을 가한다. 이때도 역시 화상을 입지 않도록 헤어드라이어와 충분한 거리를 둔다. 합곡은 어머니가 엄지와 검지로 감싸듯 잡고 검지 지문부분으로 지압한다.

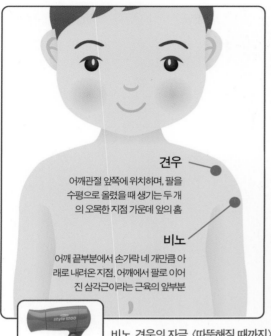

견우 어깨관절 앞쪽에 위치하며, 팔을 수평으로 올렸을 때 생기는 두 개의 오목한 지점 가운데 앞의 홈

비노 어깨 끝부분에서 손가락 네 개만큼 아래로 내려온 지점. 어깨에서 팔로 이어진 삼각근이라는 근육의 앞부분

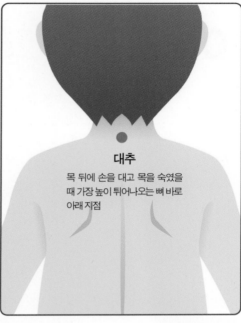

대추 목 뒤에 손을 대고 목을 숙였을 때 가장 높이 튀어나오는 뼈 바로 아래 지점

비노, 견우의 자극 〈따뜻해질 때까지〉 헤어드라이어로 두 경혈을 중심으로 주변이 따뜻해질 때까지 열을 가한다. 화상을 입지 않도록 헤어드라이어와 충분한 거리를 둔다. 대추도 같은 방법으로 열을 가한다.

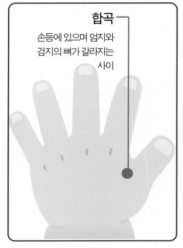

합곡 손등에 있으며 엄지와 검지의 뼈가 갈라지는 사이

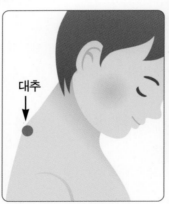

대추를 찾는 방법 목을 앞으로 숙이면 뼈가 가장 높이 나오는 지점이 있는데 바로 그 아래가 경혈이다.

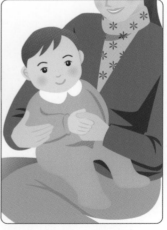

합곡의 지압 〈5~10회〉 엄지와 검지로 감싸듯 쥐고 엄지 지문부분으로 누른다. 아이의 연령에 따라 가하는 힘의 강도를 조절한다. 갓난아기라면 가볍게 누르는 정도의 세기로 한다.

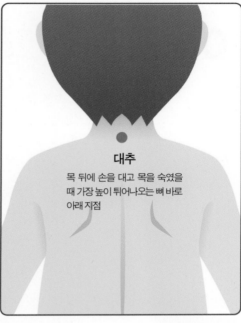
대추

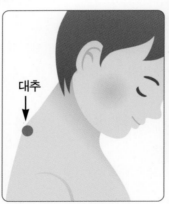
대추

어린아이

야뇨증

특효 경혈 : 실면(失眠), 지음(至陰), 행간(行間)

불면증을 치료하는 경혈과 신장을 활성화하는 경혈이 효과가 높다

발뒤꿈치 안쪽에 있는 실면은 신장과 방광에 작용하여 소변의 생성을 억제한다. 그 결과 소변량이 감소하므로 야뇨증도 사라진다.

일반적으로 소변은 밤에 자고 있는 동안은 거의 만들어지지 않는데 이는 밤에 잠을 자는 사이에는 소변생성을 억제하는 항이뇨 호르몬이 분비되기 때문이다. 이 호르몬은 잠을 깊이 잘수록 충분히 분비되므로 숙면을 하게 만드는 실면이 야뇨증을 치료하는 데도 효과가 높다.

또한 어린아이의 야뇨증에는 다섯째발가락에 있는 지음을 자극한다. 여기에 발에 있는 경혈인 행간을 더한다.

효과적인 경혈자극법

실면은 어머니가 주먹을 쥐고 가볍고 리드미컬하게 두드린다. 지음은 엄지와 검지로 감싸듯 쥐고 충분히 주무른다. 행간은 머리핀의 둥근 쪽으로 조금 세게 누른다.

어린아이

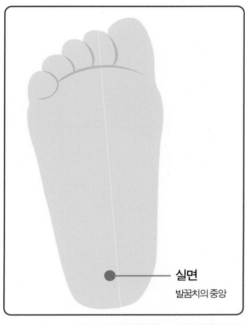

실면

발꿈치의 중앙

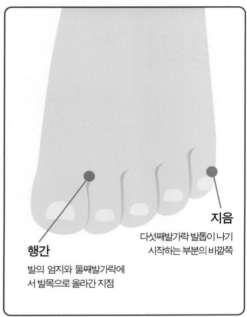

지음

다섯째발가락 발톱이 나기
시작하는 부분의 바깥쪽

행간

발의 엄지와 둘째발가락에
서 발목으로 올라간 지점

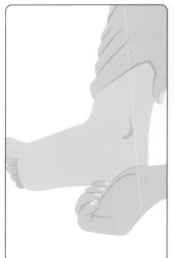

실면의 자극 〈20~30회〉 어머니가
주먹을 쥐고 가볍게 두드린다. 이때 리
드미컬하게 두드리는 것이 핵심이다.

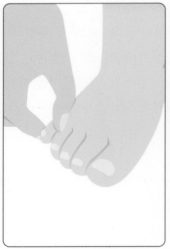

지음의 마사지 〈몇 분〉 어머니가 검
지 바닥부분을 경혈에 대고 엄지와
검지로 다섯째발가락을 끼워 넣듯 잡
고 부드럽게 주물러서 풀어준다.

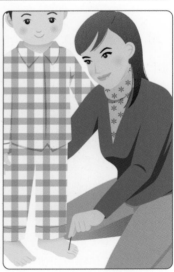

행간의 자극 〈15회〉 머리핀의 둥근 쪽
으로 조금 세게 누른다.

멀미

특효 경혈 : 제2여태(第二 厲兌), 수심(手心), 신문(神門)

위를 원활히 움직이게 하는 발의 경혈을 자극하면 효과적이다

멀미는 속도나 흔들림에 평형감각이 대응하지 못하여 나타나는 불쾌한 증상이다. 제2여태는 위나 간장의 움직임을 높여서 불쾌감을 억제한다.

또한 멀미를 할지 모른다는 불안감이 있으면 멀미를 하기 더 쉬워지므로 이런 불안감을 떨치도록 해야 하는데 이때 효과적인 경혈이 수심이다. 여기에 신문도 함께 자극한다.

효과적인 경혈자극법

차를 타기 전에 제2여태와 신문을 자극한다. 제2여태는 머리핀의 둥근 쪽으로 누르고, 신문은 어머니가 엄지와 검지로 아이의 손목을 감싸듯 잡고 엄지 지문부분으로 누른다.

수심은 차를 타기 전에 자극해도 좋지만 속이 아주 거북할 때 곧바로 엄지 지문부분으로 마사지하면 속이 가라앉는다. 힘을 많이 주지 말고 천천히 자극한다.

어린아이

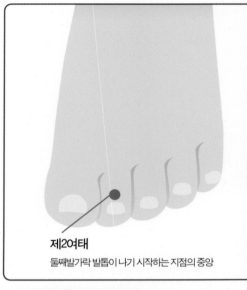

제2여태

둘째발가락 발톱이 나기 시작하는 지점의 중앙

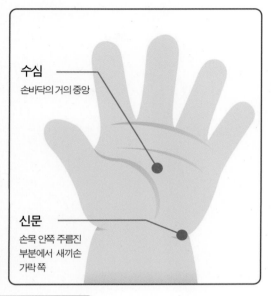

수심

손바닥의 거의 중앙

신문

손목 안쪽 주름진 부분에서 새끼손 가락 쪽

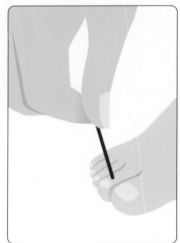

제2여태의 자극 〈15회〉 머리핀의 둥 근 쪽으로 누른다.

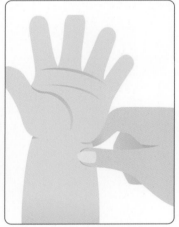

신문의 지압 〈5~10회〉 어머니가 엄지 와 검지로 아이의 손목을 감싸듯 잡고 엄지 지문부분으로 세게 누른다.

어린아이

4장
과학적으로 증명된 지압 마사지 효과

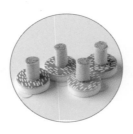 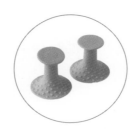

동양에서 체계화되어 전 세계로 알려진
지압요법의 효과를 과학적으로 증명할 수 있다.

경혈이란 무엇일까?

경혈을 자극하면 왜 멀리 떨어진 부위의 불쾌한 증상이 개선될까?

인체에는 눈에 보이지 않는 에너지가 순환한다

조금 전문적인 내용이지만 동양의학에서는 경혈과 몸의 관계를 어떻게 생각했는지 살펴보기로 한다. 동양의학에서는 인체에는 '기혈'이라는 눈에 보이지 않는 에너지가 순환한다고 생각했다.

'혈'이란 혈액과 림프액 등 인체에 있는 모든 체액을 가리키는 말이고, '기'란 그 혈을 조절하는 능력을 말한다. 이 기와 혈은 별개가 아닌 동전의 양면 같은 관계에 있다. 병에 걸리거나, 몸의 불편한 증상은 기혈이 고이거나 부족하여 기와 혈의 조화가 깨져서 발생한다고 보았다.

기혈은 일정한 길을 따라 온몸을 순환하고 있는데 이 길을 경락이라고 한다. 인체에는 12개의 장기(심장, 간, 비장, 폐, 신장, 심포, 쓸개, 소장, 위, 대장, 방광, 삼초)에 대응하는 12개의 경락이 있는데 각각 심경, 간경, 비경, 폐경 등 장기의 명칭을 따서 부른다. 이 12개의 경락을 정경(정경 12경)이라 하고, 이 정경을 돕거나 보충하는 8개의 경락을 기경(기경 8맥)이라 한다.

228

기경 가운데 몸 앞면의 중심을 지나는 임맥과 뒷면의 중심을 지나는 독맥은 치료를 하는 데 특히 중요한 경락으로 경혈요법은 정경에 이 두 개의 경락을 더한 14경을 중심으로 실시된다.

경혈은 기혈이 흐르는 길에 있는 인터체인지

어느 한 장기에 문제가 발생하면 그 장기와 연결된 경락이 지나가는 부분에 통증이나 결림 같은 변화가 나타난다. 따라서 이곳을 자극하면 경락 위에 있는 내장의 활동이 조절되어 증상을 치료할 수 있다.

경락 위에는 치료에 특히 효과적인 장소가 있는데 그곳을 '경혈'이라고 한다. 경혈은 내장의 상태를 나타내는 거울인 동시에 치료의 핵심이다. 이렇게 우리 몸의 구조를 적극적으로 활용한 건강법이 경혈요법이다.

경락을 고속도로에 비유한다면 경

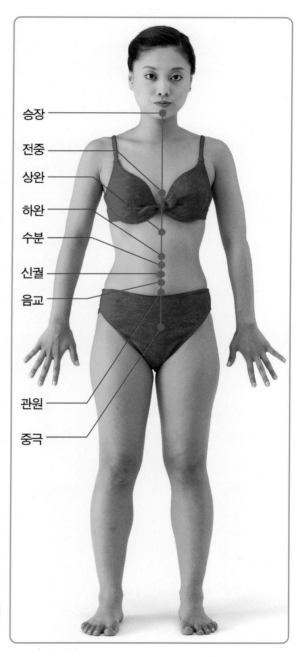

승장
전중
상완
하완
수분
신궐
음교
관원
중극

우리 몸에는 그물처럼 경락이 이어져 있다. 이 그림은 몸의 앞면 중앙을 지나는 임맥이라는 경락이다. 경혈 명칭이 적힌 부분은 이 책에 기재되어 있는 경혈이다.

혈은 인터체인지라 할 수 있다. 경락을 철도라고 하면 경혈은 역에 해당한다. 인터체인지에서 적절하게 교통량을 조절해야 정체가 일어나지 않으며, 역에서 승객수를 통제해야 혼란이 생기지 않듯이 경혈을 적절하게 자극하면 기혈의 흐름이 원활해져서 몸의 상태가 안정된다. 경혈이 얼마나 중요한지는 위의 비유만으로도 충분히 짐작할 수 있으리라 생각한다.

인체에 있는 경혈은 모두 1,000개에 달한다?

그렇다면 인체에는 얼마나 많은 경혈이 존재할까? 약 2000년 전 중국의 의학서에 따르면 인체에는 365개의 경혈이 있다고 기록되어 있다. 현재 국제적으로는 361개의 경혈을 인정한다. 하지만 실제 경혈의 수는 이보다 훨씬 많다. 여기에서 말하는 365개라든가 361개라는 숫자는 정식 경혈을 가리키는 것으로 '정혈(正穴)'이라고 한다.

정혈 이외의 경혈을 '기혈(奇穴)'이라고 하는데 이 기혈의 수도 아주 많다. 이외에도 치통이나 치조농루 등 특히 치아와 관련된 증상에 효과가 높은 '치통점', 위장증상에 특히 효과적인 '위장점' 등 치료에 효과가 있는 '치료점', 치료점보다 조금 범위가 넓은 '치료지대'도 있다. 이를 모두 경혈이라고 생각하면 무려 1,000개 가까운 경혈이 존재한다고 볼 수 있다.

그렇다면 우리 몸의 모든 곳이 경혈이라는 말이 되지만 중요한 점은 모든 경혈이 같은 효과를 발휘하지 않는다는 데 있다. 즉 효과가 높은 경혈이 있는가 하면 그렇지 않은 경혈도 있다는 뜻이다.

침이나 뜸을 놓는 전문가도 이 모든 경혈을 치료에 사용하지는 않는다. 전문가에 따라 매일 진료하는 데 이용하는 익숙한 경혈이 정해져 있는데, 대체로 100~200개 정도를 사용한다. 이 책에서는 일반인도 쉽게 찾을 수 있는 149개의 경혈만을 따로 정리하여 소개했다.

경혈요법은
세계적으로 통용되는 치료법

중국, 한국, 일본 등 아시아에서 발달하여 전승된 경혈요법을 세계보건기구(WHO)에서도 인정했다.

경혈요법은 원시적인 치료법을 체계화한 방법

어느 민족에게나 원시적인 치료법이 있다. 어떤 민족은 병이 나면 초근목피를 달여 먹기도 하고, 또 다른 민족은 아픈 부위를 쓰다듬거나 눌러서 몸의 불편한 증상을 치료했다. 그리고 고대 중국에서 초근목피를 이용하는 방법과 손으로 쓰다듬고 누르는 방법을 체계화하여 전자는 한방으로, 후자는 경혈요법으로 발전시켰다.

경혈요법은 현대의학과는 다른 독자적인 사고를 바탕으로 한 치료법으로 여기에 쓰이는 말도 독특하다. 이 때문에 현대인에게는 조금 생소하게 느껴질지도 모르지만 누구나 할 수 있는 데다 효과 또한 확실하기 때문에 계속 전승되어 현대에도 이용되고 있다.

특히 경혈요법은 사람의 손으로 자극하는 치료법이므로 병원비가 없어 치료를 쉽게 받을 수 없는 사람들에게 희망의 끈이 되어준다.

장기와 경혈의 관계는 식물의 뿌리와 잎의 관계와 같다

사람은 두 발로 땅을 밟고, 손을 흔들며 머리를 들고 걷는다. 고대 중국인에게는 이런 사

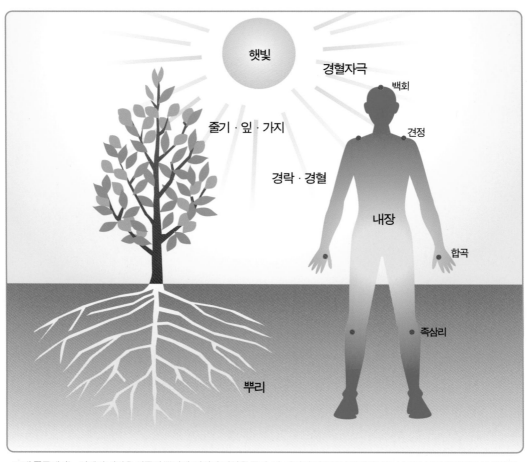

고대 중국에서는 인체의 내장을 식물의 뿌리에, 경락과 경혈을 줄기, 잎, 가지에 비유하여 경혈자극은 식물의 성장에 꼭 필요한 햇빛에 해당한다고 생각했다.

람의 모습이 땅에 뿌리를 내리고 가지와 잎을 벌리며 줄기를 하늘로 뻗어 가는 식물과 비슷해 보였기 때문인지 고대 중국에서는 사람의 몸에 있는 장기와 경락 또는 경혈의 관계를 땅 속에 있는 식물의 뿌리와 지상에 나온 줄기와 잎의 관계와 같다고 생각했다.

뿌리가 땅에서 충분한 수분과 비료를 흡수하듯이 사람도 충분한 음료와 음식물을 섭취하여 흡수해야 하는데 이런 기능을 내장이 한다. 식물의 줄기와 잎이 쭉쭉 뻗어나가려면 충분한 햇빛을 받아야 하는데 이렇게 하기 위해 가지를 정리하고 필요없는 가지는 잘라내기도 한다. 몸을 쓰다듬거나 누르는 경혈자극은 가지와 잎에 충분한 햇빛을 받게 하는 작업이다.

현대를 사는 우리도 사람의 손길이 닿으면 마음이 편안해진다는 사실을 경험을 통해 잘 알고 있다. 손과 손을 서로 맞잡으면 그 사람의 마음과 에너지가 전달되는 느낌이 든다. 의학이 발달되지 않았던 고대인에게 이런 사람의 손은 태양과 맞먹는 효험이 있었던 것이다.

코드기호로 부르는 국제적인 경혈의 명칭

동아시아 사람들에게 전해져온 경혈요법이 현재는 전 세계에서 통용되는 치료법이 되었다. 과거 미국과 유럽 사람들은 동아시아를 세계의 변경으로 생각했다. 서양 사람의 눈에는 이런 나라에서 시행되는 치료법이 매우 이상하게 비춰졌을 것이다.

그러나 지금은 미국이나 유럽에서도 경혈요법이 활발하게 시행되고 있다. 361개의 경혈이 국제적으로 인정된다고 앞에서도 설명했지만 WHO에서는 1989년에 이 경혈명을 코드화하여 '경혈코드'를 만들었다. 각 경락을 알파벳에 대응시키고 경혈에 번호를 붙여 만든 경혈코드를 이용하면 영국 사람이나 미국 사람도 모두 활용할 수 있으며, 한자가 서툰 사람이라도 쉽게 경혈명을 익힐 수 있다.

예컨대 경혈코드는 다음과 같이 나타낸다. 발바닥에 있는 '용천'이라는 경혈의 코드는 'KI1', 눈의 증상에 특효 경혈인 '정명'은 'BL1'이다.

최근 젊은 사람, 특히 젊은 여성들 사이에서 경혈요법에 대한 관심이 높아지고 있다. 도시에서는 10분이나 15분이라는 짧은 시간 안에 경혈자극을 하는 한의원이 늘어, 점심시간이나 퇴근길을 이용해 사람들이 찾고 있다고 한다. 경혈요법은 세계의 흐름이나 시대의 변화에 영향을 받으면서 계속 후대에 전승될 것이다.

과학적으로도 증명된
경혈요법의 놀라운 효과

진통을 억제해주고, 피부의 온도가 변하는 등 경혈의 신비한 작용이 계속 증명되고 있다.

피부의 자극이 자율신경을 통해 장기의 기능을 조절한다

일반인에게는 생소한 말이지만 '내장-체성반사'라는 말이 있다. 이것은 내장에 이상이 생기거나, 병에 걸리면 자율신경의 반사로 피부의 자각이상이나 근육이 뭉치는 등의 현상을 말한다. 경혈자극에서는 이 현상과 반대의 작용이 일어난다고 생각한다. 즉 피부나 근육에 다양한 자극을 주면 자율신경계의 반사로 자극을 가한 피부나 근육부분에 대응하는 내장의 기능이 조절된다는 뜻이다. 이것을 '체성-내장반사'라고 한다.

자율신경에는 교감신경과 부교감신경이라는 상반되는 작용을 하는 두 개의 신경이 있는데 한쪽 신경이 흥분하면 또 다른 신경은 차분해져서 두 개가 서로 균형을 유지하면서 움직인다.

이 두 신경이 균형을 이루어 위장이나 심장 등 여러 내장의 기능부터 눈물이나 타액의 분비, 자궁의 수축이나 확장, 사정까지 사람이 생명을 유지하는 데 꼭 필요한 많은 기능을 한다. 어느 경혈을 자극하면 위장의 기능이 조절되고, 또 어느 경혈을 자극하면 여성 호르몬의 분비를 조절하는 등 경혈요법의 효과가 다양한 것도 이렇게 여러 가지 작용을 하는 자율신

234

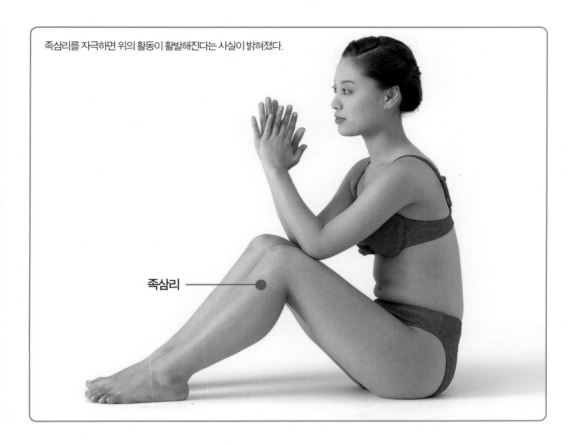

족삼리를 자극하면 위의 활동이 활발해진다는 사실이 밝혀졌다.

족삼리

경이 관여하기 때문이다.

　최근 경혈요법에 대한 과학적인 해명이 진행되어 어느 경혈을 자극하면 몸의 어떤 부분에 영향을 주는지 알려지게 되었다.

다리에 있는 경혈을 자극하면 위의 활동이 활발해진다

　'족삼리'는 이 책에서도 여러 번 등장한 경혈이다. 다리 정강이에 있는 이 경혈은 예로부터 건강한 다리를 만드는 부위로 알려져 있어 여행자들은 종종 이곳에 뜸을 놓기도 했다. 또한 이 경혈은 위의 상태를 치료하는 데도 이용한다.

다리를 자극하면 다리의 피로를 풀 수 있다는 사실은 누구나 쉽게 이해한다. 그런데 다리를 자극하여 위까지 영향을 줄 수 있는지 의아하게 생각하는 사람도 있을 것이다. 실제로 쥐를 이용한 실험에서 이 사실이 증명되었다.

쥐의 뒷다리에 있는 족삼리에 해당하는 부분을 자극하니 미주신경의 활동이 활발해져서 미주신경의 지배하에 있는 위의 운동도 왕성해졌다. 미주신경이란 자율신경 가운데 부교감신경에 속하는 신경이다. 위장의 활동은 부교감신경(미주신경)이 흥분하면 촉진되고, 교감신경이 흥분하면 억제되므로 족삼리를 자극하면 저하된 위장의 기능을 높여준다.

또한 배에 있는 경혈을 자극하면 교감신경이 활발해져서 위의 운동이 억제된다는 사실도 확인되었다.

경혈자극은 혈액량과 혈압을 변화시킨다

토끼를 대상으로 등에 있는 '격수'에 해당하는 부분을 침으로 자극한 다음 귀 안쪽의 모세혈관에 흐르는 혈액량을 측정했더니 혈관이 확장되거나 혈관운동이 촉진되어 혈액량이 증가했다는 보고도 있다.

쥐를 침으로 자극하면 교감신경의 활동이 억제되어 혈압이 낮아지고 빨래집게로 피부표면을 자극하면 교감신경의 활동이 활발해져서 혈압이 상승한다는 연구보고도 있다.

자극의 종류를 바꾸면 반응도 달라진다

사람에게 침자극을 한 결과도 보고되었다. 등에 있는 '심수'의 왼쪽 경혈과 배에 있는 '거궐'을 침으로 자극했더니 침을 놓는 동안부터 침을 빼고 30초 후까지 심박수가 감소하는 동시에 혈압도 내려갔다.

일반적으로 가벼운 침자극은 부교감신경을 흥분시키기 때문에 심박수가 감소하는 경향이 있다. 한편 뜸자극은 심장의 수축력을 높여 심박수를 증가시킨다. 따라서 심장의 기능이 떨어졌을 때는 뜸을 뜨면 강심제를 복용한 것과 같은 효과를 얻을 수 있다. 하지만 비전문가가 뜸을 놓으면 과민한 반응이 일어날 수 있으므로 주의한다.

여기에서 말하는 뜸은 쑥을 직접 피부에 놓는 직접뜸이다. 시판하는 뜸제품은 온도가 많

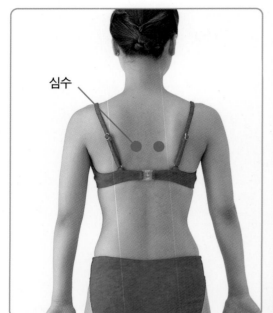

심수

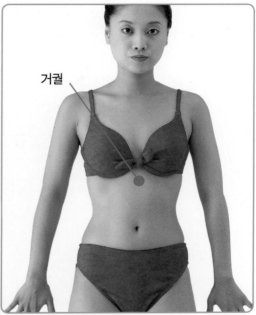

거궐

등에 있는 왼쪽 심수와 흉부에 있는 거궐을 침으로 자극하면 심박수를 감소시키고 혈압을 떨어뜨린다.

이 상승하지 않으므로 효과가 이만큼 강하지는 않다. 특히 심장에 관련된 질병을 앓고 있는 사람이 아니라면 심박수가 증가할 걱정은 접어두어도 좋다.

침자극의 강도를 바꾸면 피부온도가 변한다

사물의 표면온도를 적외선 온도계로 측정하여 그림과 사진 등의 화상으로 나타내는 서모그래피(thermography)라는 방법이 있다. 이 방법을 사용하여 경혈자극을 하기 전과 후에 피부온도의 변화를 비교하는 연구가 실시되었다. 그 결과 경혈자극을 한 후에는 피부온도가 상승한다는 사실이 밝혀졌다. 또한 피부온도의 상승이 경혈자극을 한 부분뿐 아니라 반대쪽에도 나타난다는 사실을 알 수 있었다.

침자극을 하는 방법을 바꾸어 서모그래피로 피부온도의 변화를 관찰한 연구에서는 자극의 강도를 바꾸면 피부온도도 달라진다는 사실이 보고되었다. 예컨대 침을 상하로 미세하

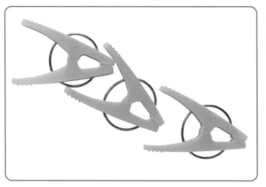
빨래집게로 피부를 꼬집는 자극은 교감신경의 활동을 왕성하게 만든다.

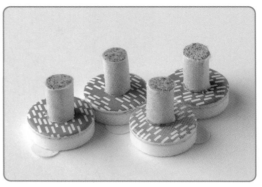
쑥을 직접 피부에 놓고 뜨는 뜸은 면역기능을 높여주는 효과가 있다. 시판하는 뜸제품은 그 효과가 강하지는 않지만 냉증이나 빈뇨 등 다양한 증상에 활용할 수 있다.

게 움직이는 자극에서는 피부온도가 내려갔다. 이것은 강한 자극을 주는 기법으로 이보다 약한 자극인 침을 회전시키면서 찔러 넣는 기법을 실시하면 피부온도가 떨어지기는 하지만 그 면적이 강한 자극보다는 좁았다. 그리고 가볍게 찌르는 정도의 자극을 주면 피부온도가 떨어졌다가 곧바로 다시 상승했다.

경혈자극에는 마취효과와 진통효과가 있다

중국에서는 1950년대부터 침마취로 편도선의 적출을 비롯한 다양한 외과수술을 실시했다고 보고된 바 있다. 이 사실이 전 세계에 널리 알려지게 된 계기는 1972년 미국의 닉슨 대통령이 중국을 방문했을 때 동행한 기자의 기사가 알려지면서부터였다. 마취제를 사용하지 않고 마취를 할 수 있다는 사실은 현대의학밖에 모르던 서구 사람에게는 물론 경혈요법을 활용하고 있던 동양인에게도 대단히 놀라운 일이었다.

마취제를 사용한 전신마취는 의식이 없어지지만 침마취를 하면 의식이 그대로 유지된다. 또한 이 진통효과는 침자극이 끝난 후에도 지속된다. 게다가 전신마취에서 나타나는 부작용이 전혀 없다. 이런 마취효과를 얻을 수 있는 이유는 경혈을 자극하면 뇌에서 엔도르핀(endorphin)과 엔케펄린(enkephalin)이라는 모르핀형 물질(모르핀과 비슷한 작용을 하는 물질)이 방출되기 때문이다.

같은 자극을 경혈이 아닌 부분에 가하면 모르핀형 물질은 방출되지 않는다. 경혈이 아닌 부분을 자극하면 이와는 다른 원리로 진통에 대한 억제작용이 일어난다고 한다.

우리가 두통을 느껴 경혈자극을 하면 두통이 완화되는 이유도 모르핀형 물질이 방출되기 때문이라고 한다.

경혈자극은 면역기능에도 영향을 준다

침자극을 하면 백혈구를 적절한 수준까지 증가시킬 수 있다는 보도가 있다. 백혈구는 면역에 관여하는 혈액성분이므로 백혈구가 증가하면 면역기능이 높아지고 염증이 억제된다고 한다. 또 면역기능에서 중심 역할을 하는 항체가 급속하게 늘거나 항체가 장기간 지속된다는 사실도 보고되었다.

또한 뜸자극으로도 백혈구가 증가하며, 백혈구 가운데서도 특히 면역기능에서 중요한 작용을 하는 임파구가 증가한다는 사실이 보고되었다. 코르티솔(cortisol)이라는 부신피질 호르몬이 증가한다는 사실도 보고되었는데 이 코르티솔도 항염증 작용을 하는 호르몬이다.

또한 뜸은 지방대사에도 영향을 주어 동맥경화를 막는 좋은 콜레스테롤(HDL콜레스테롤)이 증가한다는 사실도 밝혀졌다.

자극하기 쉽고 효과도 높은
손과 발에 있는 경혈

손과 발은 장기와 뇌의 기능을 가장 잘 반영하는 부분으로 경혈이 집중되어 있다.

손에 있는 6개의 경락을 12개의 경락에 대응시킬 수 있다

우리는 몸의 아픈 부위에 자연스럽게 손을 갖다 댄다. 또한 '손에 땀을 쥔다'는 말이 있듯이 손은 마음의 상태를 있는 그대로 반영하기 때문에 긴장하거나 흥분하면 손바닥에 땀이 고인다. 손은 이런 마음의 상태뿐 아니라 몸의 상태도 반영한다. 장기의 기능에 이상이 생기면 가장 먼저 손에 그 반응이 나타난다. 이 때문인지 손에는 중요한 경혈이 집중되어 있다.

앞에서 장기와 관계가 깊은 12개의 경락이 있다고 기술했다. 그 가운데 6개(대장경, 삼초경, 소장경, 심경, 심포경, 폐경)는 손에 출발점 또는 종착점이 있어 이 6개의 경락 위에 있는 경혈을 자극함으로써 발을 출발점 또는 종착점으로 하는 다른 6개의 경락을 포함해 12개의 모든 경락에 대응할 수 있다. 즉 손의 경혈을 자극하면 대부분의 증상을 치료할 수 있다는 뜻이다.

발에 있는 6개의 경락도 12개의 경락에 대응시킬 수 있다

'발은 제2의 심장'이라고 할 만큼 혈액순환에 중요한 장소이다. 심장에서 나온 혈액은 온

240

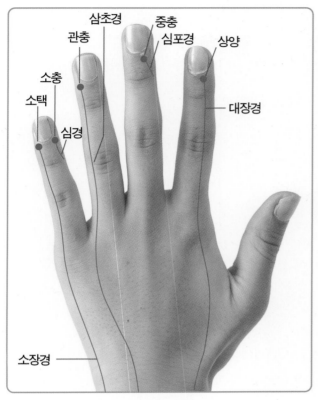

삼초경
중충
관충
심포경
상양
소충
소택
심경
대장경

소장경

손등에 있는 경락

몸을 돌아 다시 심장으로 되돌아 가는데 이때 발에서 돌아가는 혈액은 아래에서 위로 올라가기 때문에 혈액이 원활하게 흐르지 않는다. 이 때문에 발에는 노폐물이나 탄산가스를 포함한 혈액이 고이기 쉽다. 그래서 온몸을 흐르는 혈액을 심장으로 되돌리는 장치가 우리 몸 안에 설치되어 있는데 그것이 정맥에 있는 역류를 방지하는 벽과 근육의 수축으로 혈액을 밀어 올리는 '밀킹 액션'이라는 기능이다.

정맥은 근육 바로 옆을 지나기 때문에 근육을 움직이면 정맥이 수축하여 혈액이 밀려 나온다. 따라서 발을 움직임으로써 노폐물이나 탄산가스를 포함한 혈액

을 심장으로 되돌려 부기나 피로를 해소할 수 있다.

발에 있는 경혈을 자극하면 발에 있는 근육이나 신경에 영향을 주어 혈액순환을 촉진하기 때문에 노폐물이나 탄산가스를 신속하게 심장으로 되돌려 보낼 수 있으므로 부기나 피로가 해소된다.

발에도 장기와 연결된 6개의 경락(방광경, 담경, 위경, 간경, 비경, 신경)의 출발점 또는 종착점이 있다. 이 6개의 경락 위에 있는 경혈을 자극함으로써 손에서 출발하는 6개의 경락을 포함한 12개의 경락에 대응시킬 수 있다.

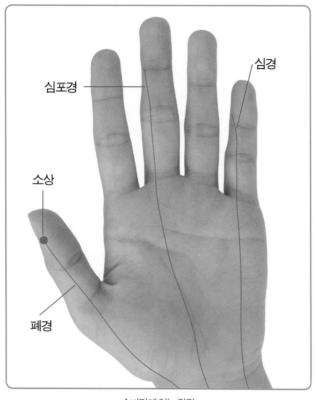

심경

심포경

소상

폐경

손바닥에 있는 경락

손발에 있는 경혈은 찾기 쉽다는 장점이 있다

　등처럼 자신의 눈으로 볼 수 없는 장소와는 달리 손발에 있는 경혈은 직접 눈으로 보고, 손으로 만져보면서 찾을 수 있다. 게다가 손발에는 손가락끝, 손톱, 관절, 손목, 발목, 복사뼈 등 표지가 될만한 부위가 많아 경혈을 찾기 쉽다는 장점이 있다.

　또한 손발에 있는 경혈은 다른 사람의 도움을 받지 않고도 자극할 수 있다. 가하는 힘의 강도를 자신이 확인하면서 자극할 수 있으므로 강도를 조절하기 쉽다는 장점도 있다.

　이제부터 구체적으로 손과 발의 어느 부위가 몸의 어디에 해당하고 어떤 증상에 효과가 있는지 예를 들어 소개하겠다.

두통을 치료하는 손과 발의 경혈

　52쪽에서 두통과 편두통을 손에 있는 경혈로 치료하는 방법을 소개했는데 이외에도 손끝과 발끝에는 두통에 효과적인 경혈이 많다. 244쪽에 있는 그림은 중국 고전에 나온 방법으로 두통이 발생하는 장소에 손과 발의 경혈을 대응했다.

　감기의 초기증상으로 발생하는 머리 전체의 통증에는 새끼손가락에 있는 소택과 다섯째 발가락에 있는 지음이 대응된다. 귀 뒤쪽부터 내이에 걸쳐 머릿속까지 지끈거리는 통증에

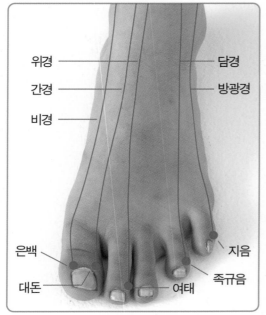

위경 ——
간경 ——
비경 ——

—— 담경
—— 방광경

은백 ——
대돈 ——

—— 여태

지음
족규음

발등에는 경락 5개의 출발점이 있다.

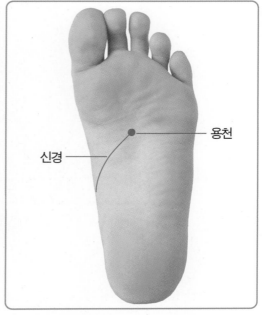

신경 ——

—— 용천

발바닥에는 경락 한 개의 출발점이 있다.

는 새끼손가락에 있는 소충과 다섯째발가락에 있는 내지음이 대응된다. 편두통에는 약지에 있는 관충과 넷째발가락에 있는 족규음이 대응된다. 눈 주위와 눈 안에서 발생하는 두통에는 중지에 있는 중추와 엄지발가락에 있는 대돈이 대응된다.

폭음과 폭식으로 발생하는 이마와 관자놀이 주변의 두통에는 검지에 있는 상양과 둘째발가락에 있는 여태가 대응된다. 좌우 눈썹 사이에서 느껴지는 통증에는 엄지에 있는 소상과 엄지발가락에 있는 은백이 대응된다.

손목부터 손끝까지를 자극하면 중요한 관절의 증상을 치료할 수 있다

옛날 한국에서 실행되었던 경혈요법(고려수지침)에 따르면 고관절이나 어깨, 무릎 등의 중요한 관절이 손목부터 손끝에 대응된다고 한다.

예를 들면 245쪽의 그림처럼 고관절은 엄지와 새끼손가락 뼈의 연결부위에, 무릎은 엄지

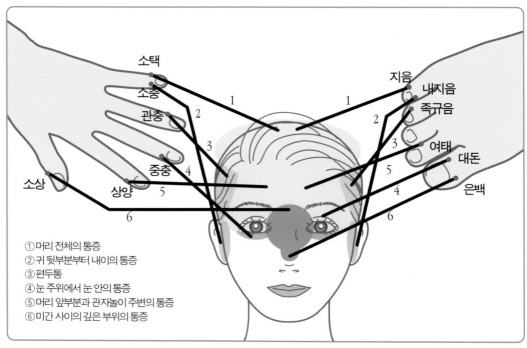

고전적인 경혈요법에서는 두통의 종류에 따라 그림과 같이 각기 다른 손과 발의 경혈을 사용했다.

와 새끼손가락의 제2관절에, 발목은 엄지와 새끼손가락의 제1관절에 대응한다. 어깨는 검지와 약지의 제3관절(손가락의 연결부위)에, 팔꿈치는 검지와 약지의 제2관절에, 손목은 검지와 약지의 제1관절에 대응한다.

한국의 경혈요법은 돌아가신 저자의 아버지, 다케노우치 미사오(竹之內診佐夫)가 발견하여 치료에 도입하기 시작했는데 그 효과가 실제로 확인되었기 때문에 저자 또한 경혈치료에 활용하고 있다.

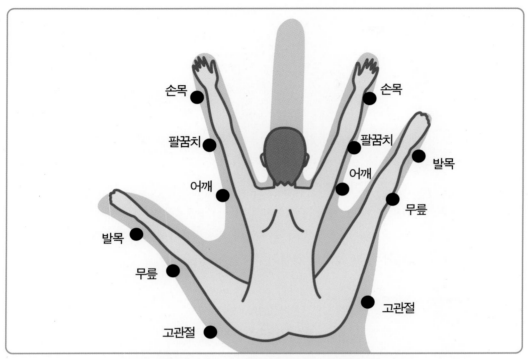

손목   손목

팔꿈치   팔꿈치

어깨   어깨   발목

무릎

발목

무릎

고관절

고관절

한국의 전통적인 경혈요법에서는 손과 몸의 중심 관절이 대응된다고 생각했다.

경락의 간략도

우리 몸에는 14개의 경락이 있다. 동양의학에서는 심장, 간장 등을 육장(심장, 간장, 비장, 폐, 신장의 5장과 심포), 이들의 움직임을 도와주는 장기를 육부(쓸개, 소장, 위, 대장, 방광, 삼초)라고 하여 '6장 6부'에 의해 생명활동이 영위된다고 생각했다. 에너지의 흐름인 경락도 이 6장 6부에 관계된 흐름이라고 보았다.

하지만 여기에서 말하는 폐나 심장은 경혈요법의 독특한 사고방식을 바탕으로 하고 있어 현재 우리가 생각하는 장기와는 상당한 차이가 있다. 또한 장기에 연결된 경락 외에 몸의 중심을 지나는 임맥과 독맥이라는 2개의 경혈이 더 있다.

경락명	출발점(경혈이 있는 부위)	종착점(경혈이 있는 부위)	관계가 깊은 조직
폐경	중부(흉부)	소상(엄지)	폐장
대장경	상양(검지)	영향(얼굴)	대장
심포경	천지(흉부)	중충(중지)	심장, 장
삼초경	관충(약지)	사죽공(얼굴)	몸의 표면, 신경
심경	극천(겨드랑이 아래)	소충(새끼손가락)	심장, 신경
소장경	소택(새끼손가락)	청궁(얼굴)	소장
비경	은백(엄지발가락)	대포(겨드랑이 아래)	췌장, 장, 생식기
간경	대돈(엄지발가락)	기문(복부)	간장, 생식기
위경	승읍(얼굴)	여태(둘째발가락)	위
담경	동자료(얼굴)	족규음(넷째발가락)	머리의 측면, 어깨, 몸의 측면, 쓸개
방광경	정명(얼굴)	지음(다섯째발가락)	방광
신경	용천(발바닥)	수부(흉부)	뇌, 척추, 신경, 위장
독맥	장강(꼬리뼈)	은교(입 안)	
임맥	회음(항문 앞)	승장(턱)	

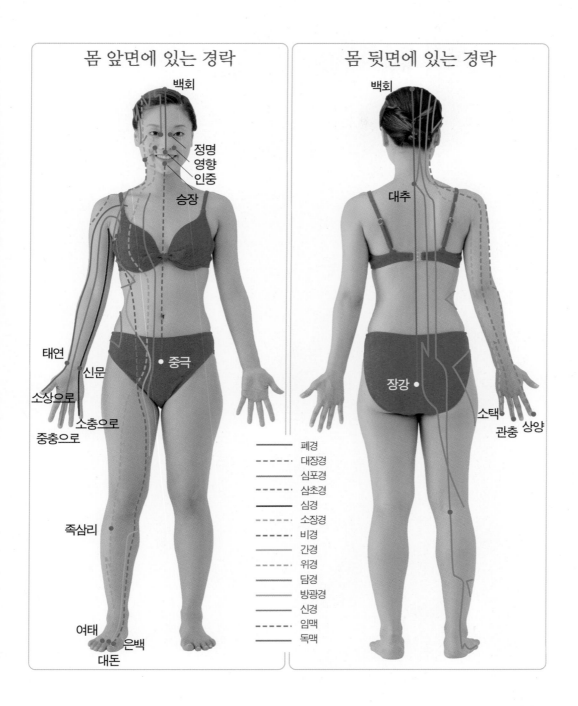

몸 앞면에 있는 경락

백회

정명
영향
인중
승장

태연

신문

소상으로

소충으로

중충으로

족삼리

여태

은백

대돈

중극

몸 뒷면에 있는 경락

백회

대추

장강

소택

관충 상양

———	폐경
- - -	대장경
———	심포경
- - -	삼초경
———	심경
- - -	소장경
- - -	비경
———	간경
- - -	위경
———	담경
———	방광경
———	신경
- - -	임맥
———	독맥

몸의 측면에 있는 경락

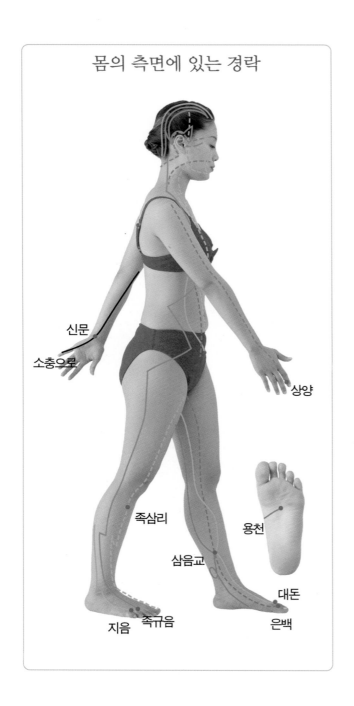

신문

소충으로

상양

족삼리

용천

삼음교

대돈

지음 족규음

은백

부위별 경혈 색인

경혈명 다음에 있는 ( ) 안의 기호는 국제표준의 경혈코드이다.

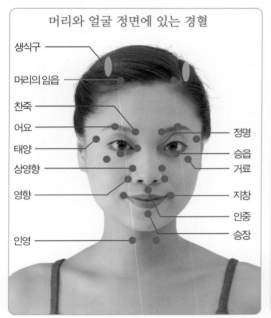

머리와 얼굴 정면에 있는 경혈

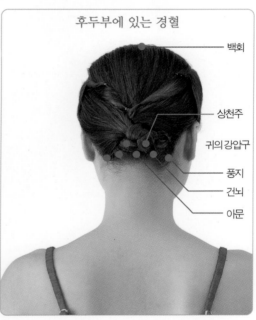

후두부에 있는 경혈

● 머리와 얼굴 정면에 있는 경혈

머리의 임읍(GB15) : 동공 바로 위로 올라간 선상에 위치하며 머리카락이 나기 시작하는 부분부터 손가락 하나만큼 내려온 지점 (62쪽)

생식구 : 머리 양쪽에 위치하며 머리카락이 나기 시작하는 부분부터 손가락 세 개만큼 올라간 지대 (187쪽)

정명(BL1) : 눈머리와 콧대 사이 (13, 59쪽)

찬죽(BL2) : 눈썹의 안쪽 (59쪽)

어요 : 눈썹의 중앙 (59쪽)

태양 : 눈 꼬리와 눈썹 끝부분의 사이로 관자놀이에 손을 대고 입을 벌렸을 때 움푹 들어가는 지점 (57쪽)

승읍(ST1) : 동공 바로 아래 (59쪽)

거료 (ST3) : 눈 꼬리 아래에 위치하며 광대뼈와 만나는 지점 (82쪽)

상영향 : 콧방울에서 코뼈를 따라 손가락 하나만큼 올라간 지점 (72쪽)

영향 (LI20) : 콧방울이 연결되는 지점 (57, 75쪽)

인중 : 윗입술의 중앙 바로 위 지점 (79, 139쪽)

얼굴 측면에 있는 경혈

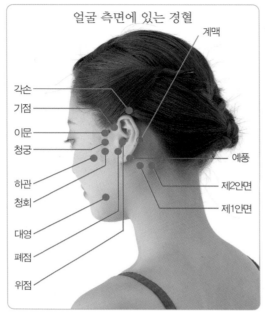

계맥
각손
기점
이문
청궁
하관
청회
대영
폐점
위점
예풍
제2안면
제1안면

몸 앞에 있는 경혈

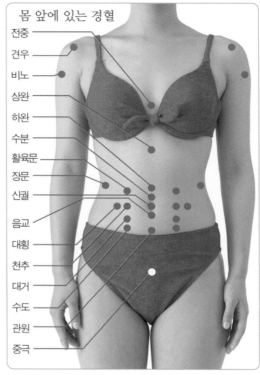

전중
견우
비노
상완
하완
수분
활육문
장문
신궐
음교
대횡
천추
대거
수도
관원
중극

지창(ST4) : 입 꼬리 (57쪽)

승장(CV24) : 아랫입술과 턱 사이에 움푹 들어간 곳의 중앙 (79쪽)

인영(ST9) : 목젖의 좌우 (145쪽)

● 후두부에 있는 경혈

백회(GV20) : 머리 정수리. 양쪽 귀 끝을 연결한 선과 미간 한가운데를 가르는 선이 교차하는 지점 (12, 126, 181쪽)

건뇌 : 두개골의 끝부분 중앙에 오목하게 들어간 곳 옆으로 근육이 올라갔다 다시 내려온 지점 (175, 178쪽)

상천주 : 머리 뒤에 있는 두 개의 굵은 근육 바깥쪽으로 머리카락이 나기 시작하는 부분의 조금 위쪽 (135쪽)

귀의 강압구 : 귀 뒤쪽에 있는 세로로 길게 움푹 들어간 부분 (146쪽)

아문(GV15) : 머리 뒤쪽 중앙에 위치하며 두개골 하단에 머리카락이 나기 시작하는 부분에 있는 홈 (74쪽)

풍지(GB20) : 머리카락이 나기 시작하는 부분에 위치하며, 귀 뒤쪽으로 불룩하게 튀어나온 유상돌기 다음에 있는 홈 (14, 135, 137쪽)

● 얼굴 측면에 있는 경혈

각손(TE20) : 귀의 상단에서 조금 위 (56쪽)

계맥 (TE18) : 귀 뒤쪽 연결부위로 귀를 앞으로 잡아당겼을 때 힘줄이 생기는 지점 (68쪽)

예풍(TE17) : 귓밥과 그 뒤에 있는 뼈(유상돌기) 사이에 있는 오목한 지점 (56쪽)

제1안면 : 귀 안쪽으로 뼈가 튀어나온 곳 바로 아래 (150쪽)

제2안면 : 제1안면의 바로 옆으로 목덜미와 경계가 되는 지점 (150쪽)

기점 : 귀밑털과 귀의 중간으로 이주(耳珠, 귀구슬)라는 작은 돌기에서 약간 위 (155쪽)

위점 : 귓바퀴의 끝점 (155쪽)

폐점 : 귓바퀴에 있으며 위점 바로 아래 (155쪽)

이문(TE21) : 귀구슬 바로 앞쪽에 있으며 청궁 위의 지점 (68쪽)

청궁(SI19) : 귓바퀴 앞부분에 있으며 손가락을 대고 입을 벌리면 오목하게 들어가는 곳 (68쪽)

청회(GB2) : 귀구슬과 귓밥의 경계지점에서 앞쪽 (68쪽)

하관(ST7) : 눈꼬리에서 귀쪽으로 향해 있는 뼈(교골궁) 아래쪽의 중앙 (56쪽)

대영(ST5) : 하관의 아래에 위치하며 턱뼈가 오목하게 들어간 지점 (56쪽)

● 몸 앞면에 있는 경혈

견우(LI15) : 팔은 수평으로 올렸을 때 어깨에 생기는 두 개의 홈 가운데 앞의 것 (86, 159, 221쪽)

비노(LI114) : 어깨 끝에서 손가락 네 개 아래. 어깨에서 팔에 걸쳐 있는 삼각근이라는 근육의 앞쪽 (159, 221쪽)

전중(CV17) : 몸의 정중앙을 가르는 선과 좌우의 유두를 연결한 선이 교차하는 지점 (110쪽)

상완(CV13) : 흉골체라는 가슴 중앙에 있는 뼈의 하단에서 손가락 네 개 아래 (219쪽)

하완(CV10) : 배꼽에서 손가락 두 개 위 (76, 219쪽)

활육문(ST24) : 배꼽에서 약 3cm 위 지점에서 손가락 세 개만큼 바깥쪽 (182쪽)

장문(LR13) : 옆구리에 있으며 배꼽보다 조금 높이 위치 (119쪽)

수분(CV9) : 배꼽에서 손가락 하나 위 (142, 201쪽)

신궐(CV8) : 배꼽에 위치 (104, 115, 121, 179, 182, 219쪽)

천추(ST25) : 배꼽에서 손가락 네 개 바깥쪽 (17, 115, 121쪽)

대횡(SP15) : 배꼽에서 손가락 네 개 바깥쪽 (182, 219쪽)

음교(CV7) : 배꼽에서 손가락 하나 아래 (214쪽)

대거(ST27) : 배꼽에서 손가락 세 개만큼 바깥쪽으로 가서 다시 손가락 아래쪽으로 세 개만큼 내려온 지점 (182쪽)

관원(CV4) : 배꼽에서 손가락 네 개 아래 (193쪽)

수도(ST28) : 배꼽에서 손가락 세 개만큼 바깥쪽으로 가서 다시 아래쪽으로 손가락 네 개만큼 내려온 지점 (142, 201, 208쪽)

중극(CV3) : 배꼽에서 약 10cm 아래 (201, 208쪽)

● 몸 뒷면에 있는 경혈

대추(GV14) : 목 뒤에 손을 대고 목을 앞으로 숙였을 때 가장 높이 튀어나오는 뼈 아래 (74, 113, 137, 221쪽)

치천 : 대추에서 약 1cm 바깥쪽 (113쪽)

견정(GB21) : 목 연결부위에서 어깨 끝부분의 중간지점. 반대쪽 손을 어깨에 대고 중지가 닿는 부근을 눌렀을 때 가장 기분 좋게 느껴지는 지점 (15, 84쪽)

도도(GV13) : 대추 아래에 있는 뼈의 아래쪽 (126쪽)

풍문(BL12) : 손을, 가슴을 지나 반대쪽 어깨로 돌려 손가락을 모으고 견갑골 상단에 새끼손가락을 갖다댄다. 이 상태에서 중지 끝이 닿는 지점 (135, 137쪽)

폐수(BL13) : 풍문보다 뼈 하나 아래 (137쪽)

신주(GV12) : 머리를 앞으로 숙였을 때 가장 높이 튀어나온 뼈 아래쪽으로 세 번째 뼈 (216쪽)

척중(GV6) : 등 한가운데로 허리선과 견갑골 하단의 중간 (139쪽)

명문(GV4) : 거의 허리 높이로 등의 중앙 (165, 206, 216쪽)

신수(BL23) : 거의 허리 높이로 등뼈에서 손가락 두 개만큼 바깥쪽 (189, 206쪽)

지실(BL52) : 거의 허리 높이로 등에서 손가락 네 개만큼

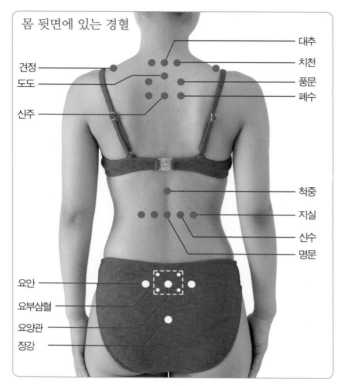

몸 뒷면에 있는 경혈

건정
도도
신주

대추
치천
풍문
폐수

척중
지실
신수
명문

요안
요부삼혈
요양관
장강

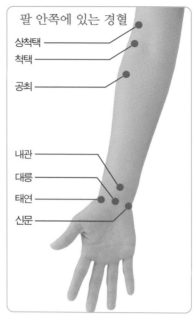

팔 안쪽에 있는 경혈

상척택
척택
공최

내관
대릉
태연
신문

바깥쪽 (16, 98, 189쪽)

요안 : 등줄기를 쭉 폈을 때 장골 위에 있는 오목하게 들어가는 지점 (139쪽)

요양관(GV3) : 허리 좌우에 있는 큰 뼈(장골) 상단을 연결한 선의 중앙 (98, 182쪽)

요부삼혈 : 요양관에서 남성은 손가락 하나만큼 왼쪽 비스듬히 위와 오른쪽 비스듬히 아래, 여성은 오른쪽 비스듬히 위와 왼쪽 비스듬히 아래 (182쪽)

장강(GV1) : 꼬리뼈 하단과 항문 사이 (204, 214쪽)

● 팔 안쪽에 있는 경혈

상척택 : 척택에서 손가락 두 개만큼 위 (78, 184쪽)

척택 (LU5) : 팔꿈치 주름진 부분의 엄지 쪽으로 굵은 힘줄의 바깥쪽 (112, 184쪽)

공최(LU6) : 팔꿈치 주름진 부분의 엄지 쪽에서 손목 쪽으로 손가락 네 개만큼 내려온 지점 (126쪽)

내관 (PC6) : 손목 중앙에서 손가락 세 개만큼 팔꿈치 쪽으로 올라간 지점 (92, 109쪽)

신문(HT7) : 손목 주름진 부분의 새끼손가락 쪽 (66, 129, 148, 170, 198, 225쪽)

대릉(PC7) : 손목 주름진 부분의 중앙 (66, 148, 164, 198쪽)

태연(LU9) : 손목 주름진 부분의 엄지 쪽 (72, 112쪽)

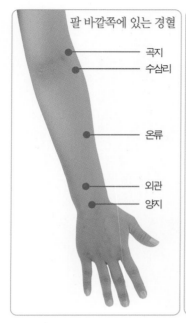

팔 바깥쪽에 있는 경혈

곡지
수삼리

온류

외관
양지

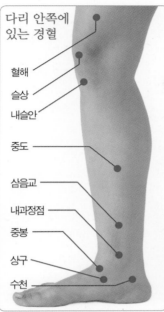

다리 안쪽에 있는 경혈

혈해
슬상
내슬안

중도

삼음교

내과정점

중봉

상구

수천

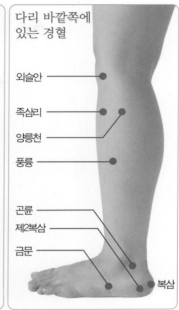

다리 바깥쪽에 있는 경혈

외슬안

족삼리

양릉천

풍륭

곤륜
제2복삼
금문

복삼

● 팔 바깥쪽에 있는 경혈

곡지(LI11) : 팔꿈치 주름진 곳에서 엄지 쪽 끝부분 (106, 159쪽)

수삼리(LI10) : 팔꿈치 주름진 부분의 끝(엄지 쪽)에서 손가락 세 개만큼 손목 쪽으로 내려온 지점 (18, 106, 121, 170, 172, 178쪽)

온류(LI7) : 팔꿈치 주름진 부분의 엄지 쪽 끝과 손목의 중간 (82쪽)

외관(TE5) : 손목 중앙에서 팔꿈치 쪽으로 손가락 세 개만큼 올라간 지점 (69쪽)

양지(TE4) : 손목 바깥쪽 주름진 부분의 중앙 (162, 189, 196쪽)

● 다리 안쪽에 있는 경혈

혈해(SP10) : 무릎뼈 안쪽에서 손가락 네 개 위쪽 (195쪽)

슬상(학정) : 무릎뼈(슬개골) 바로 위로 손으로 만져보아 가장 부드러운 지점 (101쪽)

내슬안 : 무릎뼈(슬개골) 아래에 있는 두 개의 홈 가운데 안쪽 (101쪽)

중도(LR6) : 안쪽 복사뼈와 무릎의 거의 중간으로 경골(정강이뼈)의 뒤쪽 (204쪽)

삼음교(SP6) : 안쪽 복사뼈에서 손가락 세 개만큼 무릎 쪽으로 올라간 지점으로 경골(정강이뼈)의 뒤쪽에 오목하게 들어간 곳 (20, 187, 193, 195, 204쪽)

내과정점 : 안쪽 복사뼈에서 가장 높은 지점 (78쪽)

중봉(LR4) : 안쪽 복사뼈 앞에 오목하게 들어간 곳 (96, 99쪽)

상구(SP5) : 안쪽 복사뼈에서 비스듬한 앞으로 오목하게 들어간 곳 (78쪽)

수천(KI6) : 안쪽 복사뼈의 정점과 발뒤꿈치 뒤까지 연결한 선의 중간 지점 (142, 202, 209쪽)

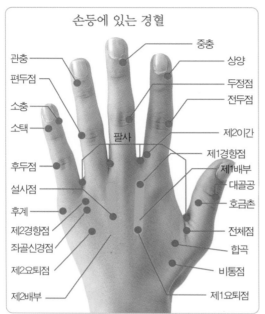

손등에 있는 경혈

- 관충
- 편두점
- 소충
- 소택
- 후두점
- 설사점
- 후계
- 제2경항점
- 좌골신경점
- 제2요퇴점
- 제2배부
- 팔사
- 중충
- 상양
- 두정점
- 전두점
- 제2오간
- 제1경항점
- 제1배부
- 대골공
- 호금촌
- 전체점
- 합곡
- 비통점
- 제1요퇴점

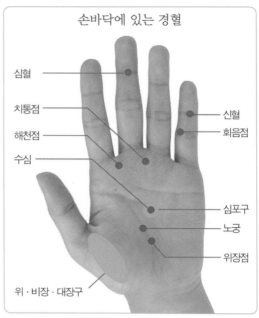

손바닥에 있는 경혈

- 심혈
- 치통점
- 해천점
- 수심
- 신혈
- 회음점
- 심포구
- 노궁
- 위장점
- 위 · 비장 · 대장구

● 다리 바깥쪽에 있는 경혈

외슬안 : 무릎뼈(슬개골) 아래에 있는 두 개의 홈 가운데 바깥쪽 (101쪽)

족삼리(ST36) : 정강이뼈(경골) 바깥쪽으로 무릎 바로 아래 (18, 103, 116, 118, 121, 131, 191쪽)

양릉천(GB34) : 무릎 아래쪽 바깥으로 튀어나온 둥글고 작은 뼈 바로 아래 오목하게 들어간 지점 (90, 92, 101, 103쪽)

풍륭(ST40) : 무릎 아래에 있는 작은 뼈(비골소두)에서 아래쪽으로 손가락 네 개만큼 내려온 지점으로 정강이 바깥쪽 근육이 불룩하게 솟은 지점 (155쪽)

곤륜(BL60) : 바깥쪽 복사뼈 뒤쪽에 위치하며 아킬레스건 앞쪽으로 오목하게 들어간 지점 (191쪽)

금문(BL63) : 바깥쪽 복사뼈 바로 아래부터 손가락 하나만큼 발쪽으로 내려간 지점 (96쪽)

복삼(BL61) : 발뒤꿈치 바로 뒤에 위치하며 발 하단에서

손가락 네 개만큼 올라간 지점 (82쪽)

제2복삼 : 복삼에서 다섯째 발가락 쪽으로 손가락 하나만큼 들어간 지점 (82쪽)

● 손등에 있는 경혈

비통점 : 엄지와 검지가 갈라지는 부분에서 손목 쪽으로 들어가 엄지 쪽으로 약간 기운 지점 (76쪽)

합곡(LI4) : 엄지와 검지의 뼈가 갈라지는 사이 (19, 71, 157, 160, 162, 221쪽)

전체점 : 엄지와 검지 사이 (53쪽)

팔사 : 5개의 손가락 사이 (107쪽)

제1요퇴점 : 검지와 중지 사이에서 손목 쪽으로 진행하다가 뼈에 부딪히는 지점 (93, 95, 99쪽)

제1배부 : 검지와 중지 사이에서 손목 쪽으로 진행하다가 뼈에 부딪힐 때까지의 지대 (89쪽)

제1경항점 : 검지와 중지 사이에서 손목 쪽으로 조금 들어간 지점 (84, 87, 89쪽)

제2요간 : 검지의 연결부위에서 중지 쪽으로 기운 지점 (123, 157쪽)

제2배부 : 중지와 약지 사이에서 손목 쪽으로 향해 가다가 뼈에 부딪힐 때까지의 지대 (89쪽)

설사점 : 중지와 약지의 뼈가 갈라진 부분을 눌러 통증이 느껴지는 지점 (121쪽)

제2요퇴점 : 약지와 새끼손가락 사이에서 손목 쪽으로 가다가 뼈에 부딪히는 지점 (93, 95, 99쪽)

좌골신경점 : 약지와 새끼손가락 사이에서 손목 쪽으로 약간 기운 지점 (93쪽)

제2경항점 : 약지와 새끼손가락 사이에서 손목 쪽으로 들어간 지점 (84, 87, 89쪽)

후계(SI3) : 손등 바깥쪽 모서리로 새끼손가락의 연결부위에서 손목 쪽으로 조금 들어간 지점 (87, 90쪽)

호금촌 : 엄지 연결부위와 제1관절 사이의 엄지 쪽 (107쪽)

대골공 : 엄지 제1관절의 중앙 (63쪽)

전두점 : 검지 제2관절의 엄지 쪽 (53쪽)

상양(LI1) : 검지의 손톱이 나기 시작하는 부분에서 엄지 쪽 (63쪽)

두정점 : 중지 제2관절의 검지 쪽 (53쪽)

중충 (PC9) : 중지의 손톱이 나기 시작하는 부분에서 검지 쪽 (152, 172쪽)

편두점 : 약지 제2관절의 새끼손가락 쪽 (53쪽)

관충(TE1) : 약지의 손톱이 나기 시작하는 부분에서 새끼손가락 쪽 (66쪽)

후두점 : 새끼손가락 제2관절의 바깥쪽 (53쪽)

소충(HT9) : 새끼손가락의 손톱이 나기 시작하는 부분에서 약지 쪽 (167쪽)

소택(SI1) : 새끼손가락의 손톱이 나기 시작하는 부분에서 바깥쪽 (63쪽)

● 손바닥에 있는 경혈

위장점 : 손바닥의 중심보다 약간 손목 쪽으로 들어간 곳으로 중지와 약지 사이에서 내려온 선이 생명선과 교차하는 지점 (116쪽)

위 · 비장 · 대장구 : 엄지 연결부위에서 손목까지 불룩하게 솟은 부분 (157쪽)

노궁(PC8) : 손가락을 가볍게 굽혔을 때 약지 끝이 닿는 지점 (170쪽)

심포구 : 손바닥의 중앙지대 (109쪽)

수심 : 손바닥의 거의 중앙. 손바닥으로 물을 뜰 때 물이 고이는 장소 (129, 167, 172, 198, 225쪽)

치통점 : 중지와 약지 사이에서 손목 쪽으로 조금 들어간 지점 (81쪽)

해천점 : 검지와 중지 사이에서 손목 쪽으로 조금 들어간 지점 (112쪽)

회음점 : 새끼손가락 제2관절의 주름진 부분에서 약지 쪽 (126, 209쪽)

신혈 : 새끼손가락 제1관절의 중앙 (164, 198쪽)

심혈 : 중지 제1관절의 중앙 (162, 164쪽)

● 발등에 있는 경혈

지음(BL67) : 다섯째발가락의 발톱이 나기 시작하는 부분에서 바깥쪽 (123, 208, 214, 223쪽)

팔풍 : 다섯발가락 사이 (107쪽)

족규음(GB44) : 넷째발가락이 나기 시작하는 부분에서 다섯째발가락 쪽 (168쪽)

제2규음 : 넷째발가락의 발톱이 나기 시작하는 부분의 중앙 (65쪽)

제3여태 : 셋째발가락의 발톱이 나기 시작하는 부분의 중앙 (118쪽)

여태(ST45) : 둘째발가락의 발톱이 나기 시작하는 부분에서 셋째발가락 쪽 (81, 123, 132쪽)

제2여태 : 둘째발가락의 발톱이 나기 시작하는 부분의 중

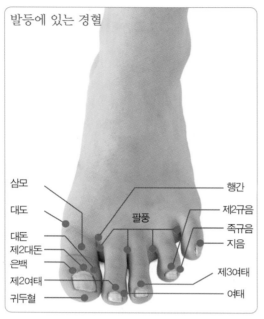

발등에 있는 경혈

삼모
대도
대돈
제2대돈
은백
제2여태
귀두혈

팔풍

행간
제2규음
족규음
지음

제30여태
여태

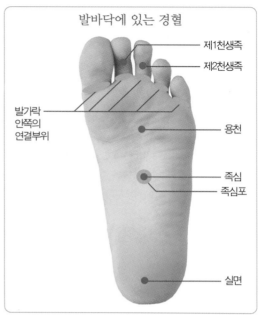

발바닥에 있는 경혈

제1천생족
제2천생족

발가락
안쪽의
연결부위

용천

족심
족심포

실면

앙 (118, 128, 225쪽)

행간 (LR2) : 엄지와 둘째발가락 사이에서 발목 쪽으로 조금 들어간 지점 (223쪽)

귀두혈 : 엄지발가락의 끝 (204, 214쪽)

대돈(LR1) : 엄지발가락의 발톱이 나기 시작하는 부분에서 둘째발가락 쪽 (128쪽)

제2대돈 : 엄지발가락의 발톱이 나기 시작하는 부분의 중앙 (65, 75, 191쪽)

은백 (SP1) : 엄지발가락의 발톱이 나기 시작하는 부분의 안쪽 (123, 132, 152, 175쪽)

삼모 : 엄지발가락 발톱 뒤쪽으로 털이 나 있는 지점 (160쪽)

대도 (SP2) : 엄지발가락의 연결부위의 측면 (152쪽)

● 발바닥에 있는 경혈

실면 : 발뒤꿈치의 중앙 (150, 202, 223쪽)

족심 : 발바닥 장심의 중앙 (211쪽)

족심포 : 발바닥 장심의 중앙지대 (148쪽)

용천(KI1) : 발바닥 중앙에서 발가락 쪽으로 들어간 곳으로 발을 안쪽으로 오므렸을 때 움푹 들어가는 부분 (21, 132, 145, 164, 191, 196, 206쪽)

발가락 안쪽의 연결부위 : 엄지, 둘째, 셋째, 넷째, 다섯째 발가락 안쪽의 연결부위 (211쪽)

제1천생족 : 둘째발가락의 안쪽 (109쪽)

제2천생족 : 셋째발가락의 안쪽 (109쪽)

찾아보기

중 앙 생 활 사 Joongang Life Publishing Co.
중앙경제평론사 | 중앙에듀북스 Joongang Economy Publishing Co./Joongang Edubooks Publishing Co.

중앙생활사는 건강한 생활, 행복한 삶을 일군다는 신념 아래 설립된 건강·실용서 전문 출판사로서 치열한 생존경쟁에 심신이 지친 현대인에게 건강과 생활의 지혜를 주는 책을 발간하고 있습니다.

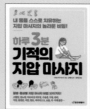

하루 3분 기적의 지압 마사지

초판 1쇄 발행 | 2020년 2월 20일
초판 3쇄 발행 | 2022년 5월 15일

지은이 | 다케노우치 미쓰시(竹之內三志)
감 수 | 신재용(JaeYong Sin)
옮긴이 | 김하경(HaGyeong Kim)
펴낸이 | 최점옥(JeomOg Choi)
펴낸곳 | 중앙생활사(Joongang Life Publishing Co.)

대 표 | 김용주
편 집 | 한옥수·백재운·용한솔
디자인 | 박근영
인터넷 | 김회승

출력 | 케이피알 종이 | 한솔PNS 인쇄 | 케이피알 제본 | 은정제책사

잘못된 책은 구입한 서점에서 교환해드립니다.
가격은 표지 뒷면에 있습니다.

ISBN 978-89-6141-247-6(03510)

원서명 | ッボ·マッサージ百科

등록 | 1999년 1월 16일 제2-2730호
주소 | ⑦ 04590 서울시 중구 다산로20길 5(신당4동 340-128) 중앙빌딩
전화 | (02)2253-4463(代) 팩스 | (02)2253-7988
홈페이지 | www.japub.co.kr 블로그 | http:/blog.naver.com/japub
페이스북 | https://www.facebook.com/japub.co.kr 이메일 | japub@naver.com
♣ 중앙생활사는 중앙경제평론사·중앙에듀북스와 자매회사입니다.

이 책은 중앙생활사가 저작권자와의 계약에 따라 발행한 것이므로 본사의 서면 허락 없이는
어떠한 형태나 수단으로도 이 책의 내용을 이용하지 못합니다.
※ 이 책은 《혼자서 쉽게 하는 건강 마사지 지압요법》을 독자들의 요구에 맞춰 새롭게 출간하였습니다.

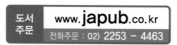

도서
주문
www.**japub**.co.kr
전화주문 : 02) 2253 - 4463

※ 이 도서의 국립중앙도서관 출판시도서목록(CIP)은 서지정보유통지원시스템 홈페이지(http://seoji.nl.go.kr)와
국가자료공동목록시스템(http://www.nl.go.kr/kolisnet)에서 이용하실 수 있습니다.(CIP제어번호: CIP2020001742)

중앙생활사/중앙경제평론사/중앙에듀북스에서는 여러분의 소중한 원고를 기다리고 있습니다. 원고 투고는 이메일을
이용해주세요. 최선을 다해 독자들에게 사랑받는 양서로 만들어드리겠습니다. **이메일** | japub@naver.com